走過「心理陣痛」，一個心理師的產後憂鬱告白

我是媽媽，
但我也還想當自己

心理諮商師 梁禎殷 Yang Jeong-eun 著　　蕭瑋婷 譯

저 산후 우울증인 것 같아요
좋은 엄마를 꿈꾸던 어느 심리 상담사의 산후 우울 극복기

目錄
CONTENTS

PART
2

產後憂鬱・第一幕

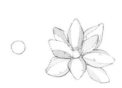
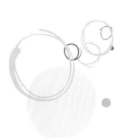

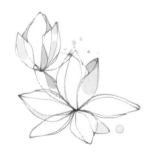

PART
3

產後憂鬱・第二幕

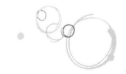

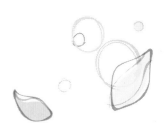

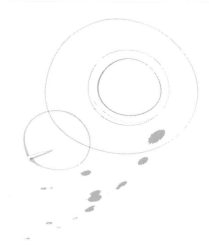

獻給想瞭解
並走出產後憂鬱的你

　　你一定很辛苦吧！無論是歷經一段長時間陣痛的自然產，或是剖腹生產，都無法隨心所欲地打噴嚏、走路或是跑步。寶寶一出生，就必須立刻嚴陣以待，在百忙之中，除了要盡快讓自己的身心及體態恢復到產前的健康狀態之外，為了順利哺餵母乳，還得時常按摩乳房。坐月子期間，則必須在無法洗頭，蓬頭垢面的狀態下，與家人及朋友見面……。經過一段混亂期，回過神來後發現，是不是多了一位名叫「憂鬱症」的朋友呢？是否經常想哭，眼淚不自覺地落下？**寶寶的出生，照理說應該會讓媽媽沉浸在幸福喜悅之中，但為何內心卻出現了內疚、自責的感受？**

　　我在二〇一七年五月的時候，生下了第一個孩子，現在已經是四歲和六歲兩個女兒的媽。四歲及六歲早已不是嗷嗷待哺的幼兒，相信有許多媽媽會非常羨慕，並滿懷期望自己也能迎來這麼一天。我也曾是如此，經常無故落淚，變得非常敏感，

就這樣開始了持續兩年的產後憂鬱，但請不要擔心你會和我一樣如此之久。假設當時我身旁有一百位已為人母的朋友，向其中七十位詢問：「是否有產後憂鬱？是否維持了兩年以上？」得到的答案是「都沒有」。

其中有得過輕微產後憂鬱但已痊癒的人、透過運動和追劇戰勝產後憂鬱的人，以及差點變成重度產後憂鬱的人等。每個人的症狀略有不同，但沒有人像我這樣，持續哭泣並接受藥物治療，掙扎了將近兩年。因此請不要太擔心，還是有曾經歷過一切，但已戰勝並過得更好的人。

右表是我產後憂鬱症的歷程表。分娩前的產前症狀很微妙，剛生完孩子就變得異常敏感，並開始感到焦慮、憤怒、羞恥和憂鬱。

住進月子中心時，我就開始止不住地哭泣。莫名的淚水如壞掉的水龍頭般，不停地流淌，即使是在娘家坐月子，依舊非常敏感和焦慮。當坐完月子回到家後，情況變得更加糟糕，最終接受藥物治療，結束了第一次產後憂鬱症。然而，產後憂鬱症還是持續了好幾天。幾乎天天以淚洗面，一方面好像渴望著什麼，另一方面又感到恐懼不安。

從我的產後憂鬱歷程表可以得知，當我將孩子送去幼兒園後，一切似乎都得到了改善。本以為我的餘生只能在「當母親」中度過，但開始意識到情況並非總是如此。直到現在我才

分娩	分娩前：產前症狀如不安、想哭 分娩後：極度敏感、焦慮、憤怒、羞恥和憂鬱 住進月子中心：毫無理由持續哭泣、不安 娘家坐月子：毫無理由持續哭泣、不安、憂鬱	
100 天	回家：毫無理由持續哭泣、不安、憂鬱、無力感 健康家庭支持中心（家庭中心）的諮商 心理衛生中心（衛生所內）的諮商 心理健康醫學專科醫生（衛生所連接）面談 心理健康醫學和藥物治療 太陽底下散步、斷奶、藥物治療	沙盤遊戲治療
七個月	像洪水一樣氾濫的憂鬱感平息，藥物治療中斷、憂鬱感持續 到孩子兩歲前，兩天哭一次	
八個月	孩子住院、夫妻關係，以及與原生家庭關係惡化、憂鬱惡化 線上諮商（Trost）	
		進入日間托育中心
		淚水持續一段時間後痊癒
十二個月	**二十四個月**	

從情緒風暴中解脫出來，學到了許多東西，也才能寫下這本書，與你分享我的心路歷程。

我想讓你知道，**你並不孤單，這不是你的錯。剛生完孩子眼淚卻止不住，不是因為你軟弱或是沒有母愛，要相信自己一定會愈來愈好**。務必一點一點地去瞭解自己淚水裡所蘊含的情感，在晉升為人母的過程，堅持下去。

「心情筆記」上的這些文字，是我在產後第十天，於月子中心所寫下的。現在回想起來，感覺像在產後憂鬱症的名義下，我的心透過眼淚在和我說話。聽到這些話，我流露出了別人不理解的黑暗感情，經歷了皮開肉綻般的成長痛，哀悼了失去的東西之後，現在好像更能心無旁騖了。

身為一位心理師，其實是想以更帥氣的主題寫下精彩篇章。諸如關於諮商理論、自尊感、說話術，或是如何養育孩子之類的主題。然而，我卻寫下了撫養孩子的辛酸血淚故事。媽媽的第一本書是關於「產後憂鬱症」，我擔心女兒們以後看到了，不知道會有什麼感想，尤其是我的大女兒，不知道她是否會覺得很受傷？會不會責怪自己讓媽媽如此辛苦，覺得自己的存在就是一個錯誤？但是，我還是鼓起十足勇氣寫下了自己的故事，因為我知道，**愛孩子和產後感到憂鬱是兩回事**。

也許有一天，女兒可以根據媽媽的經驗談，為分娩和後續的問題做好準備（說不定，女兒之後也想成為一位母親。最近

我問女兒長大後想做什麼？她回答：「想當媽媽」）。

這本書是為了回憶自身的產後憂鬱症發展和症狀，以及我對其的感受。除了藥物治療、諮詢和康復後的主要荷爾蒙變化外，還分享了被認為會影響產後憂鬱症的強度、持續性和治癒的因素。如果能給予在夜晚獨自哭泣，或是因養育孩子而難以尋求心理諮商的媽媽一些安慰，我認為這是作為心理師及生兒育女的媽媽，最有意義的事情。最重要的是，說到「產後哭泣」，我就是最好的專家！

心情筆記

　　我領悟到分娩和養育子女是非常快樂的過程，卻也伴隨著哀悼。這裡的哀悼是指「有意義的喪失」正常、痛苦的感覺。從一個備受呵護、處處被體貼的孕產婦，到身體還沒有完全復原，卻還要照顧自己以外的人，面對如此一百八十度大轉變的生活，很少人會分享在心理上該如何調適，大部分都是分享照顧孩子的經驗談。

　　想要自然分娩，但對將面臨的生產過程一知半解；下定決心哺餵母乳，卻不知道自己的乳房會是如此被對待；對於分娩和哺餵母乳會使身材發生改變這件事已有心理準備，但實際經歷後感受又非常的不一樣。因此，如果事先瞭解分娩和育兒是喜悅和祝福，但必須伴隨著哀悼過程的話，我認為這有助於預防產後憂鬱症的發生。

　　升格成一位孩子的母親後，我為我在原生

家庭生活的那段日子表示哀悼、為新婚時和老
公度過的週末悠閒兩人世界、看電視到深夜、
聊天、出外享用美食及約會等甜蜜的日子哀悼。
我哀悼成長中的孩子的每一天，也為懷孕十個
月的過程中，和寶寶說過的話、感受過的胎動、
嚇到時會下意識地撫摸肚子的習慣等，深感懷
念及表達哀悼。

　　我的家人，特別是父母，對於我成為一位
堅強母親這件事，好像也在哀悼著什麼一樣。
當母親知道我順利生產的消息後，非常地高興，
經常眼眶溼潤。但可惜的是，我母親第一次見
到孫女時笑得合不攏嘴的模樣，以及新生兒檢
查結束後，女兒被我用準備好的包巾裹得嚴嚴
實實的模樣等，這些珍貴的回憶一張照片都沒
留下。我想，以後用眼睛拍的照片會愈來愈多。

PART 1

產後憂鬱的
前奏

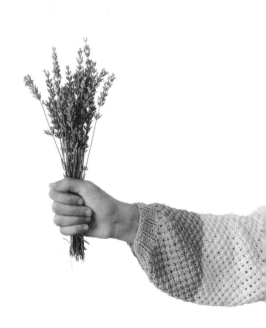

不是當了媽媽，
就會成為「好」媽媽

　　我想要一個孩子。當我教導孩子時，我知道我喜歡聽他們說話。因此，為了更加貼近孩子，並瞭解他們所說話語背後的真實涵義，於是我成為了一名心理師。孩子簡直就是一個可愛又美妙的存在。即使是調皮搗蛋、愛作怪的孩子，也有可愛的一面。我憧憬著孩子們在一間房屋裡頭，用可愛的小嘴談論當天發生的事，並享用著美味佳餚。

　　在諮商室與孩子會談時，也會與孩子的父母進行諮商。與父母諮商時，聽著他們的言論，有時也能感同身受，但也有很多時候我會給出「您應該這樣做，您不應該這樣做」的建議。父母也會認真傾聽，努力實踐，並與孩子一起成長，有時他們也會對我表達感謝之情。不知道這樣說是否太過於自滿，但那時我認為，如果是我為人父母，我相信自己不會和這些家長一樣。

　　孩子們很神奇，滿懷期待地走進諮詢室，把不和父母訴說的事告訴了心理師，但他們最愛的還是父母。孩子們連疏於養

育、看似不足的父母都全心全意地愛著。我非常好奇，雖然父母必須無私地付出自己的愛，但如果交換立場，成為接受無私的愛的父母，那又會是怎麼樣？

有一次，和一個孩子約好要進行諮商，待外面的活動結束後回到諮商室，開始與孩子的父母商談時，突然間，那個孩子竟然不自覺地尿溼了褲子，我急忙呼喚孩子的母親，母親熟練地幫孩子脫下衣服，並請我拿抹布給她。就這樣，我成了聽話的助手，幫她拿了抹布，直到事情收拾好為止，一直傻傻地在周圍打轉。這是我意識到連孩子的小便都不會收拾的自己，有多麼「自以為聰明」的瞬間。

又有一天，一位有三個孩子的媽媽在談起兼顧工作和育兒的日常，一臉虛脫地說出：「有時候，我真想拋開一切……」，我當時因為無法認同這位媽媽的言論，因此沒有立刻回答她，而是心中充滿了「怎麼忍心丟下這麼可愛的孩子呢？如果離開了，孩子該怎麼辦？」的疑問。

對於心理師來說，為了培養專業性，並客觀地看待自己所做的諮商結果，因此會徵詢諮商者的同意，將諮商內容與上級專家討論。那時，我的上級對此說道：「因為你還年輕，所以很難理解；如果同為媽媽的話，就會知道那是什麼意思了。」

我想當媽媽。我想理解自己不理解的事情。我知道自己無論是在工作還是在人際關係中，都沒有好好地、認真地去理解

17

過。而我的手腳冰冷，還長了三、四顆子宮肌瘤，因此隱隱有些擔心，自己是否能懷孕。我也可以當媽媽嗎？我想我可以成為一個非常好的媽媽。我好想當媽媽⋯⋯。

因為極度渴望成為媽媽，以為自己只要當了媽媽，就會成為「好」媽媽。以為自己會成為一個幸福、懂感恩、親切，有時雖然嚴肅，但懂得接受孩子情緒並能正確教育，熟練地按照育兒書養育孩子的媽媽。我以為我在專業書籍上讀到的內容，都會在成為媽媽後自然而然地出現。我以為只要勤奮地閱讀和準備就沒問題了。

為什麼明明很幸福，
還是感覺失落？

　　如果成為母親的話，就能在和這些媽媽的交流之中，更加地感同身受，即使我在懷孕時，依舊懷抱著似乎一切都進展順利的期望和幻想。伴隨如暈船般的害喜，以及無時無刻襲來的睡意等生理變化，對我來說也是一次令人高興的經歷。「要吃漂亮的東西、不能提重的東西、要睡覺、要休息……」，對於旁人的親切關懷也欣然接受。懷孕的過程是人生中最幸福的一段時光，但從當時日記所寫的內容來看，情緒卻總是莫名的感到低落。我認為這可能像是發達的乳腺一樣，是一種**情感乳腺的延伸**。

　　預產期的凌晨時分，睡到一半時下半身感覺溼溼的，「這是羊水！」我立即叫醒了熟睡的丈夫，並打電話給婦產科。醫院讓我等待陣痛來臨，若到了下午還是沒有疼痛感，就入院待產。

　　丈夫說要先進公司請假再回來，我不由得鼻子一酸，莫名地對丈夫產生了依戀感。我決定先回娘家等待，期間也爬了

心情筆記

　　今天，爸爸想起了媽媽想賞花的願望，就提議去舉行賞花慶典的全農路。你是否也感受到徐徐吹來的清風、人們歡快的歌聲和拍手聲，以及耀眼的陽光呢？

　　花雖然還沒有盛開，但捎來春天消息的櫻花還是非常美。爸爸和媽媽買了熱狗、棉花糖、雞肉串、奶油玉米等慶典時必吃的食物，也託你的福，有人因為媽媽是孕婦，所以特別贈送了養樂多給媽媽喝。

　　本來想坐在長椅上慢慢享受這些美食和自由時光，但看著映入眼簾的孩子們，就忍不住想像著和你在一起的未來，覺得很幸福。看著這些頭上插著花朵的姐姐們，是多麼漂亮、多麼青澀，以為會永保年輕的爸爸媽媽，不知不覺也已到了中年。

　　回家後，爸爸認真閱讀著媽媽從衛生所帶

回來的新手爸爸手冊，開始使用手冊裡建議的，和寶寶說話時的口吻和你聊天。爸爸用搞笑的語氣和你開玩笑之餘，也細心觀察著媽媽的變化，仔細地照顧媽媽。因為懷孕的關係，經常感到腰痠背痛，爸爸就會幫媽媽揉揉腰；現在也很常覺得手腳發麻，很多姿勢或行動變得不是那麼容易就可以做到，但我很清楚這一切的艱難和痛苦是好的。媽媽會害喜，代表你正在非常健康地成長。

　　如果把痛苦轉換成快樂，那麼痛苦就不再是痛苦了。但有時莫名地會出現像是被什麼東西鑽進胸口一樣，鑽心裂肺的感覺。也許這是為了要見到你，所要經歷的事前準備吧。

　　明明很幸福，眼角卻不自覺溼潤，各種難以言喻的奇妙感受湧上心頭。雖然有點擔心和害怕，但黑暗和痛苦一定會伴隨著光明和幸福。媽媽感覺人生更進了一步了，這些都要感謝你。

樓梯、做伸展運動和拖地，等待陣痛的間隔變短、變強。娘家媽媽說分娩前最後一頓飯要吃得飽飽的，因此烤了五花肉給我吃。吃完後我又翻了翻冰箱，拿了一個巧克力冰淇淋，坐在沙發上吃了起來。

在娘家柔軟的沙發上一邊轉換電視頻道，一邊和媽媽閒話家常，完全沒有預料到之後會發生什麼事。媽媽還逗趣地表演當陣痛來臨時，大腹便便而步履蹣跚的樣子，我也調皮地和媽媽一起表演孕婦吃力下車的姿勢，我們不禁咯咯地笑出聲來。自此之後，我完全不知道自己會多麼想念那一天。

降低被羞辱感！
產婦絕對要知道分娩流程

　　最終，陣痛還是沒有來臨，因此下午我就住進了醫院，且被分配到家庭式產房（編按：又稱為 LDR 產房，指從陣痛〔Labor〕開始，到生產〔Delivery〕、恢復期〔Recovery〕都在同一個房間內進行的產房）。

　　這段期間我一直想像著（不，與其說是想像，不如說是幻想）產房的牆面貼著暖色系且帶著可愛氣息的壁紙，還有一張舒服柔軟的床，而我會抱著剛出生的嬰兒躺在那張舒適的床上。然而現實是，所謂的產房是一間黑暗的病房，裡面的床又硬又不舒服，就真的只是一張「床」罷了。躺在上面，我整個身體和四肢呈現了完全不能伸展的狀態，非常地不舒服。身上穿的病人服也讓我感到困惑，因為衣服上有許多破洞，覺得又冷又不舒服。

　　幫我和寶寶確認狀況的醫師，最終決定進行催生。接著他快速解釋了一長串，沒仔細聽就會聽不懂的內容。像是如果施打催生針，到了某個時間還是無法自然分娩的話，後續就會

怎麼樣等等。而我像是被迷惑了一樣，雖然嘴上說「清楚明白」，但真正瞭解後做出的選擇幾乎是沒有。這時**我覺得身體已經不是自己的了。**

真正的打擊從現在開始。丈夫下班回來時，護理師幫我塞了灌腸劑，塞完後我竟然立刻在交往了四年，且即使因為懷孕變胖但依舊深愛我的丈夫面前，就讓糞便這樣傾瀉而下，空氣中還瀰漫著濃濃的臭味。平常，我都盡可能不在丈夫面前換衣服，所以那一瞬間我感到非常恐懼，比陣痛的恐懼還要強烈。當我痛苦地勉強走到浴室時，丈夫用擔心的眼神跟在我身後，而這時我比以往任何時候都更加絕望地哭喊著：「拜託不要過來！離我遠一點！」

我汗流浹背地走進浴室，經過一陣「火山噴發」後出來了。雖然以前我並不同意，人們稱分娩為「**羞辱性**」的說法，但我漸漸認同了。我寶貴的第一次分娩經歷完全不在自己，而是在醫護人員的掌控之中。他們叫我等，我就等；我無法得知儀器上的線代表什麼意思，詢問的話，得到的回覆也是有聽沒有懂，就像是自己完全不認識英文字母 A 到 Z，但對方卻跟我說 D 和 R。即使知道，我也無法解釋。**我完全不知道自己發生了什麼事，所有事情都不在我的掌控之中。**

身體和心理上無法控制自己的情況才剛剛開始。身體雖然是屬於自己的，但我一直被呼來喚去，無論是坐在冰冷的椅子

上注射無痛（減痛）分娩，或是內診等一切事情，都讓我覺得害怕。

當無法按照指示快速移動並抱怨疼痛時，護理師就會用不耐煩的語氣責罵。雖然這是一個為了安全分娩的過程，但我還是忍不住，對自己之前所懷抱的關於分娩的幻想苦笑了起來。當我在衛生所聽著關於母乳餵養的講座，並為了寶寶的胎教做一些事情時，為什麼都不曾想過要預習及練習分娩的過程，這既令人感到驚訝又荒謬。事實上，分娩過程難道不是媽媽們最需要知道的事情之一嗎？

即使如此，生老大時相對來說還算比較順利，因為我打了兩次無痛分娩。而生老二時，因分娩速度較快，來不及打無痛，因此像是四肢被撕裂一樣的陣痛，讓我痛了好長一段時間。我不希望丈夫聽到我像野獸一樣怒吼，所以我把他趕了出去。這種痛苦會結束嗎？我感覺自己離死亡不遠矣。

然而我才知道，每間醫院及每位醫生，對於生育的哲學和方針都不一樣。原來不標榜溫柔生產、勒博耶（Leboyer）分娩法[1]的普通婦產科，也是如此地不一樣。因此我認為，產

1　譯註：是一種以法裔產科醫師費德里克．勒博耶（Frédérick Leboyer）命名的分娩法，是比起孕婦，更注重嬰兒感受的分娩方法。勒博耶博士提倡將剛分娩的新生兒泡入溫水中，以保持在母體裡的熟悉感。

婦們應該從周圍的經驗者和媽媽交流平台等管道，獲得這些資訊。雖然在本書的第四章會提及，但在穆玲瓏作家的《沒有屈辱的生產》中，我們可以發現這些女性固有的生育經驗，並不是由當事人直接講述，而是由他人提供的知識。

有觀點認為，透過獲取有限的分娩資訊，女性很難在分娩中採取更獨立的立場。生完兩胎後，我對那篇文章深感認同。作者還討論了分娩過程中經歷的各種情緒，以及不被尊重和難以理解的方面，這就是為什麼我們**作為分娩的主體，需要更積極地談論分娩**的原因。

但我還是忘不了和孩子的第一次見面。通過狹窄產道出生的嬰兒呱呱墜地，那熾熱而微小的生命投入了我的懷抱。有句話一直想和孩子說，那就是：「辛苦了，寶貝。」神奇的是話音剛落，孩子就停止了哭泣。因為成了「弱小的存在」這世界上最重要的人，我感受到了無法用語言表達的效能感和欣慰。但現在我連感動的時間都沒有，因為孩子被送往了某個地方，而我則是精疲力盡地被移動到另一個地方。

照書養，
不如照孩子發展需求養

　　當知道懷孕時，媽媽們會買些什麼物品呢？雖然紗布巾和漂亮的毛毯等都在我的購物清單，但比起那些，我更勤奮地購買各種書籍，打算用文字來學習育兒。從黃色封面的《懷孕生產育兒大百科》和厚厚的《喔伊喔伊 119 小兒科》，到和嬰幼兒發展相關的《超級嬰兒通：天才保母崔西的育兒祕訣》、《聰明育兒》，以及哺餵母乳類書籍……，我買了各式各樣的書，認真地閱讀並劃重點。

　　「為了和孩子建立安全的依附關係，必須母嬰同室，且絕對要嘗試母乳餵養；哄孩子睡覺時，要用拍睡的方式；利用吃－玩－睡模式來建立孩子的作息。」那時心想：「我要學會以聰明且不費力的方式來養育孩子，而不是辛苦還被說笨的方式！」所以那時，我像是讀研究所和考證照般認真地學習育兒。在此過程中，建立了一個好母親的框架和標準。

　　那時，我帶著九千萬韓元（譯註：約台幣兩百一十六萬）的保證金，在一間套房開始了新婚生活。我和先生因為讀研究

所的關係，較晚出社會，只能用所有積蓄去貸款過生活。在一間比較小的房間裡的櫃子，當我讓櫃上愈放愈多書時，我先生注意到了，所以我找了藉口說，這些書是工作上所需。我想既然是心理師，就應該要暸解媽媽和孩子，我期望自己如此用心的準備，就能聰明地養育孩子。

在以這種方式學習的同時，我還運用了選擇性注意力（在來自環境的眾多訊息中，只注意特定的訊息）。「如果三個小時就要餵一次母乳，便意味著我不能睡超過三個小時。」而那時我堅信三歲前一定要自己帶孩子，為此我還曾想過離開職場三年。然而，不知道為了孩子放棄三年的職業生涯，會是什麼樣的感受。一個更愚蠢的想法是，在帶孩子之餘，還要攻讀博士學位。但到最後，**即使我用書本刻苦學習育兒，依舊對育兒一無所知**。

在心理學中解釋憂鬱症的理論中，有一個「自我差距理論」（Self-discrepancy theory）[2]。該理論認為，**如果「真實我」與「應該我」之間差距過大，則會產生焦慮；如果「真實**

---

2 譯註：哥倫比亞大學心理學教授Edward T. Higgins指出，每個人心中有三種不同的自己，分別為：「真實我」（actual self）、「應該我」（ought self）與「理想我」（ideal self）。「真實我」是自己心中認定真實的自己，也是最基本的自我概念；「應該我」是認為自己有責任或義務成為的樣子；「理想我」是希望、期待自己可以成為的樣子。

我」與「理想我」之間差距過大，則會產生憂鬱。我對於育兒方面還沒有任何的具體想法及規劃時，就已形成了「理想我」和「應該我」，也許從那時開始，就已預告了我的憂鬱和不安。這些裂痕似乎也在懷孕期間發生。懷孕後，我的社交活動減少了，在家滑手機，瀏覽別人社交媒體的時間變多了。看著隆起的肚皮，有一瞬間覺得自己很悲哀。又有一天，我被莫名的恐懼和焦慮所圍繞時，對著丈夫說：「尿布怎麼辦？我沒有任何頭緒……」為此感到不知所措。

也許這時已經有人注意到了，我在同齡人之中，屬於不諳世事，但卻擁有遠大理想的那種人。思考也是比較靠直覺進行。比起自己動手做，並在此過程中經歷成功和失敗，更傾向舒適地依賴他人。在享受著父母保護的同時，也和他們搞叛逆。上大學的時候，我曾做過直銷，也曾跟人一起去傳教，那時的我真是好傻好天真。

我對育兒一竅不通，也沒有近距離看過我的手足是如何育兒的，雖然有聽說熟人的經歷，但不知道自己的理解是否正確。當然，只聽聞別人的育兒經驗是無法正確理解的，但這也是成為母親的必經過程。分娩經歷亦是如此。在《沒有屈辱的生產》中，作者說：「**分娩是一個只有親身經歷才懂得的事。**」我認為說得非常正確。

我們每個人都有「理想我」和「應該我」。從對父母的

怨恨和悲傷中，衍生出來的友好和接納的自我；「因為自己成績不好，所以要好好教育孩子，讓他出人頭地」的「理想我」；「媽媽就應該要強大，必須接受一切」的「應該我」。此外，社會和文化多年以來，一直將理想和理所當然的標準投射到「母親」的角色中，其程度足以將「母親」的角色視為理想化的結晶。像是「做媽媽的怎麼可以這樣！」「媽媽也是人啊！」等話語之間，都有一種**媽媽不只是普通人的感覺**。

正如《女孩，妳真的夠好了！》（*Enough As She Is*）一書的作者瑞秋·西蒙（Rachel Simmons）所說：「女性在成長的過程中，被期待著凡事都要做到完美無缺。」此外，他又說道：「總是被強迫要優秀的人，經常會覺得自己有所不足，因此老是想被評為優秀。」如果想避免被批評或失敗的同時，努力追求績效目標，你可能就會感到憂鬱、焦慮和無力。如果是一個完美主義的母親，在需要休息和放鬆的時間將孩子託付給他人的話，依舊會進入緊張和警戒的狀態。

我們可能正在與比想像中還要巨大的「理想我」和「應該我」抗爭。不僅僅是自己所創造出來的，還有受文化和歷史影響，所形成的理想又理所當然的母親形象。

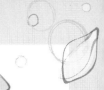

一起做做看

1. 寫下剛成為母親時的回憶。

_____

_____

2. 當聽到「媽媽」這個詞時,你會想到什麼形象?

_____

_____

3. 你想成為什麼樣的媽媽?

_____

_____

4. 「想成為的母親」這個理想,是否影響了你現在作為母親
   的角色?如果有,是什麼樣的影響?

_____

_____

5. 將你現在作為母親做得好的事情,一一詳細地寫下來。

_____

_____

為母則強？
但誰來給媽媽適應期？

　　雖然曾從書上看過建議要母嬰同室，但我是受醫院的政策使然，自然而然地與孩子共處一室。「母嬰同室」指的不只是和孩子二十四小時相處，還有從那刻起，媽媽就必須盡全力照顧孩子。也就是說，不會換尿布，也沒有餵過奶，一直希望能持續得到最好的照顧和待遇的我，現在卻只會躺著在床上邊哭泣，邊開始擔負起照顧新生兒的責任。**明明自己的心理狀態和一個剛出生的嬰兒沒什麼兩樣，但現實中必須得照顧一個剛出生的寶寶。**

　　我疲憊不堪地躺在床上，丈夫則是用滿懷疼愛的眼神看著孩子。我想像的畫面是，我也在旁邊用疼愛的眼神與孩子對視，心滿意足的模樣。但現實是，由於長時間的陣痛，導致我感覺不到尿意，所以被插上了導尿管。透明的尿袋裡，裝著無法從尿道排出的帶著血的尿液。無論是誰，都能看見我的尿袋，無論我走到哪裡，尿管和尿袋始終緊緊跟著我。誰會知道，在成為母親的過程中，會出現透明的尿袋裡頭裝著「我

的」尿液，而不是母乳或配方奶呢？

當我餵孩子喝母乳時，我感到既尷尬卻又自豪，餵養珍貴而重要的初乳原來就是如此。在丈夫面前，也可以不避諱地露出整個乳房，護理師來回按壓我的乳房，我也試著調整孩子的嘴巴和乳頭的角度，讓乳房完全發揮哺乳器官的作用。現在的我，即使毫無遮掩也可以自然地袒胸露乳，一點都不覺得彆扭。

分娩時流下了許多汗水，卻無法清洗，憔悴的面容、油膩的髮絲，還露出了乳房，以及遮不住尿管。即使用了大型的產褥墊，孕婦服也會沾上惡露。**我的身體散發出血、汗和奶的味道，我為此刻的自己感到非常羞恥**。即使聽到有人對我說：「辛苦了，你很棒，我為你感到驕傲」，但我覺得還不夠。

丈夫疼愛地望著孩子的眼神，令我感到陌生。從女權主義的角度，現在來看可能有點過時，但我不否認這是我個人主觀上的感受。在初次作為中間人的身體這個陌生的經歷中，我誠實地表達了自己的感受。諸如：「覺得很難過且困惑，用自己的乳房餵養一個孩子，雖然感到自豪、高興和幸福，但也覺得尷尬和陌生。」

這不是我理想中充滿喜悅和感激的初次見面時刻。直到現在我才能接受和談論這些經歷。我相信，即使在害怕被評論的情況下，**準確地表達自己的感受，是療癒和強化的開始**。

沒想到屁股坐在地板，會變成如此痛苦的事情。如果沒有甜甜圈坐墊的話，我應該會痛得哇哇大叫。當奔向孩子時，要帶的東西太多了，如：尿管、甜甜圈坐墊、哺乳墊等。雖然有兩隻手，但我的內心非常忙碌混亂。

　　是時候適應一下子改變的身分了，因此我沒有時間和任何人談論我的驚慌、困難和悲傷，只能將注意力集中在孩子身上，自然而然地扮演一個初次見面媽媽的角色。在想躲起來、想休息、想詢問，以及想哭的狀態之下，要假裝沒事、熟悉、熟練，以及和自己預想的一樣。

　　然而，迎來了和孩子的第一個夜晚。因為讀了很多育兒相關書籍，認為自己已做好萬全準備，因此在孩子喝了幾次奶後，就誤以為他喝飽了。抱著一個哭了整晚的嬰兒，我試了唱搖籃曲、無限循環撥放白噪音（編按：白噪音指的是能讓人不會被突發噪音所吵醒，頻率較一致的聲音）。

　　生完孩子後，我的心境與其說是憂鬱，不如說是變得非常**敏感**。別人說的每一句話，都讓我感到煩躁和感傷。因為期望與責任使然，想親自為寶寶決定一切，但很多事情卻被幫忙坐月子的娘家媽媽和護理師所否決。

　　明明書上說，即使是餵一點配方奶，就會很難實行全母乳哺餵，但孩子還是不顧我的意願，接受了配方奶。其實書上也有提到：「奶量不足但又想全母乳哺育的話，就要持續親

餵。」我卻選擇忘記，只注意書中說的：「只要喝過一次配方奶，就會很難全母乳親餵。」

　　而為了親餵母乳，必須得喝下一大碗的紫菜湯。並不是為了我，而是為了奶量。「要好好地喝完，不要有剩。」我的身心不受自己控制，包括我吃的東西，甚至是喝不完的紫菜湯。感覺就像是自己無法做任何選擇。

一起做做看

用其他觀點來閱讀

　　大白天時，在房間裡裸露上身餵奶並不會感到丟臉，但仔細想想，從想太出生的那一刻起，我就沒有感到過丟臉了。彷彿被按下了開關一樣，一切都變成例行公事。有時走在大街上或逛百貨公司時，會突然急切地想看看自己，是不是露著胸走來走去。當然，衣服有穿好，但必須把乳房藏起來的意識卻愈來愈薄弱了。

　　說到這裡，我認為爭論「在公共場所哺餵母乳」這件事真的很愚蠢，因為哺餵母乳是一件很自然的事情。（中間省略）都是身體的一個部分，但有的部位被性化，有的部位則不會那樣被看待，真的很神奇。從某種意義上說，乳房、乳頭和生殖器，都只是生育和養育孩子的身體部位罷了。

　　生完孩子後，由紀明白了自己的身體不該被性化。自己自主性地意識到這種感覺，是非常令人放心的，現在，無論別人如何用有色的眼光看待，由紀都會不在乎。與乳房側面相對的內胸部有刺痛感，總有一種感覺，好像兩個乳房在相互影響。人體充滿奧祕。由紀感受到了從未感受過的情緒。

　　　　　　　　　　　——松田青子《可持續利用的靈魂》

夢幻止步！
育兒本是一場硬仗

　　產前最慎重準備的，就是包巾了。

　　為了五月出生的孩子，選擇了粉紅色竹纖維材質的包巾。用準備好的包巾將孩子包裹後，小心翼翼地抱在懷裡，坐上了車，準備前往月子中心。

　　戴著護腕，穿著覆蓋至腳踝的長襪，按照自己學過的，將孩子放在汽車安全座椅。包巾的作用就到此為止。

　　精心挑選的包巾竟然只使用了如此短暫的時間。後來才知道的，該考慮的和不需要考慮的，以及該準備的和不需要準備的順序和比重，我都弄錯了。

　　我應該先搜尋要準備什麼，或是向周遭人詢問應該要準備什麼才對。我怎麼把一個生命的到來，當成童話中一個場景般的幻想呢？是不是只看了一張家人一同出遊的照片，就認為這是育兒的全部？在那極短的瞬間過後，對於回家後的無數時間，怎麼都沒有想像過呢？

　　進了校門後，發現自己帶錯東西也無法回家拿，只要打電

話說：「媽媽，我忘記帶東西了！」就有人幫忙送的時期已經過去了。現在能打電話給誰呢？也無法回家拿了，上課所需物品應該要先好好準備才對。

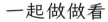

一起做做看

　　當你感到焦慮時，與其糾結自己的想法，不如專注於踩在地面的感覺、身體接觸椅子或地板的感覺，以及所看到的東西等感覺，可以幫助你平靜下來。深呼吸也會有幫助。請寫下能讓你平靜下來的事情。

看到的：

_____

聽到的：

_____

說出口的：

_____

身體力行的：

_____

觸碰到的：

_____

嘗到的：

_____

內疚，
是最常出現的產後憂鬱感

到了月子中心後，憂鬱程度大幅提升了。生完孩子後一直想一個人獨處，好不容易有了這個機會，但當把孩子送到新生兒室時，突然上演了內心戲。「媽媽去去就來……對不起……嗚嗚嗚嗚……」，從那天以後，我就一直對孩子說對不起。由於沒有盡到親自照顧的義務，內心產生了不安和罪惡感。

我想完全陪在孩子身邊的願望、義務，以及責任感非常強烈，以至於只是暫時將孩子交給月子中心的新生兒室，也讓內心感到不安。**產後憂鬱中，經常出現的情緒是「內疚感」**。無論哪種情緒先來後到，我都陷入了憂鬱的泥淖之中。

我決定去看中醫抓藥補身體。我戴著護腕和穿著到小腿的長襪，牽著丈夫的手出門了。

五月的街道上，溫暖的陽光傾瀉而下。突然看到丈夫身穿薄荷色的 Polo 衫，搭配淺色牛仔褲，清新配色，散發陽光氣息。反觀我的裝扮，隨手紮上的馬尾，全身裹得嚴嚴實實，素顏的我突然害羞了起來。雖然牽著丈夫的手走著，但心裡很不

安。無袖的哺乳服和內褲裡的產褥墊，讓我無法有自信地邁步向前。和煦的春風悠悠地吹著，但我的內心卻是嚴寒的冬天。幾天前還熟悉的街道，現在看起來有些不同了。我不屬於那裡，而是成為了觀察者和訪客。我只是暫時出來，必須再次回去。

經過了把脈，並接受幾項檢查和回答了問題後，我坐在中醫師面前。「現在的壓力指數很高喔！」這句話讓我流下了眼淚，覺得醫師太懂我。丈夫有點吃驚，一臉擔心地看著我的臉，看著這樣的丈夫，瞬時間我心中的石頭放下了一些，因為期待著能說出內心話，我很高興能直言說出自己有多麼累，但卻很難說明因為什麼而這麼累，只能不停地流著眼淚。無論如何，這世界除了我以外，都是春天吧。

我還漂亮嗎？
你還愛我嗎？

　　我在月子中心時，獨自在家睡覺的丈夫和朋友約好一起吃晚飯，他都是穿得如此乾淨整齊地和朋友見面。突然感覺曾經的一切，似乎都消失了。我嘴巴上說沒關係，但忍不住淚流滿面；我想自己一個人待著，但卻覺得很孤獨。丈夫不知如何是好，只能早早回家，**我也不知道自己想怎麼做。**

　　我用電話和丈夫訴說著，自己正在以一種外人難以想像的方式，被關在月子中心的房間裡。插著尿管、流著血、副乳腫脹，以及產後肚子依舊沒有消除，這就是我現在的模樣。不過幾天的時間，我看起來像老了好幾年。

　　我和丈夫說他看起來像個單身漢，很怕他離開我之類的話。丈夫說我現在也很漂亮，他會一直愛著我。不，他說現在的我反而更漂亮了，餵孩子喝母乳，用充滿母愛的眼神照顧孩子的我，讓他感到相當自豪。我雖然知道他說的都是真的，但焦慮、恐懼和困惑依然存在。儘管如此，我已經聽到自己想聽的了，所以可以掛電話了。

「不是生了孩子嗎？我是怎麼了？要幸福才行，為什麼總是流淚？是荷爾蒙的影響嗎？有點奇怪⋯⋯。」我突然想起一位有些年紀的育兒前輩，他說如果生完孩子要去月子中心，想找人聊天的話，就打電話給他。

雖然不知道這個時期是什麼，但我想這是一段需要有人可以說說話的時候。但我不能打這通電話，因為我無法邊痛哭邊訴說自己會這樣的理由。我害怕把某人當作感情的垃圾桶。只能安慰自己說，在這個時期，熟人也會非常想找人聊天，不僅僅是我。

如果都「不犯錯」，
就是 100 分的媽媽嗎？

　　與其說是當時的日記，不如說是寶寶手冊上的紀錄：「奶喝得好，洗澡時很可愛，喝著喝著就睡著了，哺乳姿勢變好了⋯⋯」，都是母乳餵養、嬰兒的睡眠和體重的故事。

　　「我～已陷入愛裡～那壞壞的我～表面上看不出來，但是內心卻苦苦地想念你～」這首很久以前的流行歌曲，總是浮現在腦海中。只要睜開眼睛就想去看孩子好不好，雖然還不熟練，但孩子努力吃奶，若沒喝幾口就睡著的話，就要輕輕拉耳朵或撓腳叫醒他。明明因為肚子餓而哭鬧，卻不由自主地睡著了，看著胖嘟嘟的可愛臉頰好一會兒，我不停地幫孩子拍照，又把照片到處傳給親朋好友，回到房間又記錄下一切。然後看著心型符號和驚嘆號中，省略的混亂和不安。

　　寶寶吃得好的話，我就放心；吃不好就不安。如果健康平安，我就放心；如果看到孩子的皮膚、肚臍、糞便和睡眠有異常，就感到焦慮。如果母乳餵養姿勢正確，母乳量似乎就會增加，我就會感到心滿意足；如果孩子似乎沒有吃飽或喝奶時感

覺不舒服，我就會覺得困惑。

寶寶手冊分為兩欄，一欄是記錄寶寶的狀況，另一欄是媽媽的養育分數。「作為一個媽媽，是否有盡到責任，以及是否有滿足孩子的需要和發展？」**為什麼要幫媽媽打分數？我認為這非常可笑。**它可能是一個文化框架，定義了母親在育兒中的作用。

為何不多一個欄位讓媽媽寫下自己的感受呢？或是多一個欄位來記錄父親的角色呢？這聽起來像是因為想要被照顧而發的牢騷嗎？如果媽媽的心情會影響到寶寶，那麼期望能先照顧自己的心情，也不算是太過分的期待。**育兒被視為一種需要分數來評估的成果性行為，而媽媽被評價為唯一能做到的執行者。**

我開始在沒有人問的情況下，寫下了自己的感受。巧合的是，從第二天開始出現的詞彙就是「自卑」。我寫下了：「我一直以母乳餵養，覺得很好，但不明白為什麼嬰兒總是在哭。」

感覺喝奶時間到了，我就會讓孩子喝奶，喝到一半孩子想睡了，就會哄他睡覺，我認為這是媽媽育兒時的「直覺」。然而，問題在於這個「直覺」並不是配合孩子的實際狀況，而是自己腦內那些吸收的知識，我在育兒書上看過，肚子餓的哭聲和想睡覺的哭聲是不一樣的。雖然我努力想識別出來，「大聲

憤怒地哭泣，是因為肚子餓嗎？如果哭聲又長又煩躁，是因為想睡覺嗎？」當我試圖制定規則時，卻總是找不到頭緒，結果愈理愈亂了。**我沒有嘗試著將孩子的身心狀況連結起來，而是試圖讓自己「不犯錯」。**

我們已經習慣了猜出問題的正確答案，在這個成功和失敗、做得好和做得不好等二分法的社會裡，女性們希望在媽媽的角色中，也能猜對答案、成功和做得好，並進行比較。無論是在學校和社會上，比較的習慣不會因為成為媽媽而瞬間消失。在月子中心，如果媽媽們圍坐在一起餵奶，有些媽媽會以世界上最悠閒的姿勢餵奶，也有孩子吸奶時強而有力，睡得也很好；有些媽媽連嬰兒都不太會抱，餵奶的角度也不對；還有些孩子明明睡著了，但放回床上就立刻醒來。每天重複同樣的事，不知不覺間，媽媽們開始比較起自己與其他媽媽、自己的孩子與別人的孩子。不是明目張膽地競爭，而是暗自羨慕。

我開始評估自己作為母親的素質，一一比較勤快餵母乳的媽媽和懶得餵母乳的我；母乳量大的媽媽和回家後擔心孩子是否有足夠母乳喝的我。從母乳量這一物理的、可視的東西，延伸到一些難以衡量的指標，比如：放鬆的姿勢和熟練的態度等，最終連接到「母性」這一支點。

我的存在就失去了立足之地。**媽媽的角色做得好不好，成為了我存在的評估標準。**

以愛為名的
沉重壓力

　　我的書架上有《養好孩子》、《覺醒媽媽的心理課》、《父母的養育態度與孩子的人格障礙》，甚至《被報復的父母》等書籍。育兒是一個母親應該學習和擅長的事情，如果違背了應有的育兒態度，感覺孩子的人格就會出現問題或被報復。月子中心推薦的書有《媽媽的課》和《一天三小時，媽媽的味道》。這些都強調了母親在育兒的早期階段與孩子在一起的必要性。

　　母愛和養育態度的重要性不可否認，是人類發展和成長的重要因素。為了瞭解其重要性，所以我的工作會一直與家長諮商，以便讓他們更能好好地撫養並理解孩子。然而，宣傳其重要性和其對成為母親的女人的影響，其實是兩回事。

我是身在福中
不知福嗎？

　　我開始在娘家坐月子了。這樣看來，我真的是很有福氣的人，可以在娘家坐月子。雖然也有像我一樣可以享福的人，但也有人不是，我在如此情況下還得到產後憂鬱，還真是好命。一開始我懷疑這樣的自己是否有資格談論產後憂鬱，會不會讓人覺得是身在福中不知福呢？但也可以說是：「即使一切都滿足了，也會經歷產後憂鬱。」

　　即使有監護人，陣痛也必須得一個人經歷。在月子中心勤快地餵奶，如果晚上不能親餵，使用擠乳器也要讓孩子喝到母乳；即使得到了照顧和支援，但主要照顧者還是我，必須和孩子黏在一起。在那段時間裡，雖然也會感受到幸福和激動、恍惚和感嘆、愛和神祕，但無論自己的意志如何，還是會感到低落、想流淚、內疚和不安，這也是不可否認的事實。

　　我是唯一得經歷這些感覺的人。我有資格討論關於情緒的問題嗎？正如我們無法預測他人的感受，並說出：「你已經很幸福！」這種話一樣。如果這對你來說很難，那就是很難；如

果你感到悲傷，那你就是悲傷的。在你感到快樂的同時，有時也會覺得不快樂；有時不是感恩，而是感到有負擔……。

令人震驚的是，孩子不是自己就會乖乖地睡覺，而是得哄他睡覺，每晚睡覺就像打仗一樣。「要到什麼時候呢？大概兩年？三年？還是五年呢？什麼時候才能自行入睡？每次睡覺都要像這樣掛在我身上嗎？每次孩子哭的時候都是我一個人餵奶？原來這是孩子完全喝母乳的真實情況啊！即使想讓先生幫忙，也不知道該讓他幫什麼忙。那外出呢？ 要在外面餵奶嗎？原來就是因為這樣，朋友才穿哺乳衣的啊！這個像斗篷的東西，要買嗎？為什麼全身總是被汗水浸溼呢？很想好好洗個澡，但沒時間洗。惡露什麼時候才會排乾淨？覺得渾身溼溼黏黏的。為什麼孩子眼睛睜很大，都不想睡？我這樣抱可以嗎？還是那樣抱呢？剛才是這麼抱著搖著就睡著了，但這次為什麼還不睡？等孩子睡了我就趕緊去洗澡，但好像出現了幻聽，洗的時候一直聽到孩子的哭聲，無法好好洗……」。在撫養孩子的時候，我不斷地被這些想法所困惑。

欲壓抑，
欲容易「負能量爆表」

　　做完月子回娘家了。因為媽媽要工作的關係，白天時家裡只剩下爸爸、我和孩子一起。爸爸主要是待在客廳，我和孩子則是待在房間，如果孩子哭太久的話，我就得看爸爸的眼色了。

　　小時候經常聽別人說我很愛哭，不夠堅強。被坐在後面的同學欺負時也在哭，因此老師曾大聲斥責說：「從沒見過像你這樣愛哭的孩子！」媽媽還說：「你總是這樣哭，我覺得很丟臉。」也許是因為這個原因，即使知道哭泣是孩子的語言，聽到哭聲我還是很緊張。與其試著去瞭解孩子想說什麼，不如說是我想趕緊讓孩子停止哭泣，一直哭只會為別人帶來困擾，讓我感到焦慮不安。因此每當孩子開始哭泣時，我就會抱著孩子走來走去。

　　在月子中心喝完奶後，就立刻睡著的孩子，感覺又長大了一些，也可以一起玩了，但睡覺這件事儼然就是一場戰爭。總是邊喝邊哀哀叫，就是不睡。「是我沒有抓到要領嗎？還是

孩子真的不睏？」孩子睡著時，是多麼令人開心和感到神奇的事。

每次寶寶哭鬧時，爸爸看著孤軍奮戰的我，也會開始和我一起照顧起孩子，他會抱著孩子並試著哄他入睡。當我媽媽回來時，緊張的情緒也得到了緩解，我們也能好好地吃上一頓飯。週末時媽媽不上班，我們三個就會輪流哄孩子睡覺，如果孩子在懷裡睡著時，就會邊說：「寶寶真乖、真棒」，邊輕輕地將孩子放下。看著孩子熟睡的臉龐許久，我也不禁露出了笑容，但又怕吵醒孩子，因此不敢大聲喘氣。然後，當孩子醒來時，就又變得活力十足了。

「孩子為什麼不睡？為什麼不吃飯？」關於育兒問題，身邊總有許多人有很多意見。「寶寶穿這樣不冷嗎？哭了不要馬上抱、要用紗布巾幫寶寶清潔口腔」等，大家七嘴八舌地談論著。這就是我如何與家人，小心翼翼地一起撫養著我的第一個孩子。木地板、扇子、藍色被子、嬰兒床和網眼衣服。這些日子就像暑假一樣記憶猶新。

我看著父母全心全意地照顧著我的孩子，心想：「原來我也是這樣長大的啊！」外公外婆曾說過我小時候非常難帶，他們帶得很辛苦，不過這些日子總會過去的，我之後一定會懷念這個時期。

不過關於育兒的基本態度，好像還是一樣的。例如挫折或

哭泣。對我們家來說，我們期望不給孩子帶來挫折，當孩子哭泣時，應該要馬上哄他。我也是在富足、安全、舒適的環境中長大的，所以個性開朗又樂觀，但不太成熟，且不敢表達自己的主張或負面情緒。

我和爸爸一起看一部悲傷的電影時，曾問過：「您看到這類型的電影，也會難過嗎？」我父親是公務人員，一生都在為人民服務，總是把他人的福祉放在首位。他出身於嚴格的家庭，是年齡差距很大的兄弟姐妹中的老么，在這種環境下成長的爸爸總是說自己沒事。這樣的父親也是人，也會有痛苦、悲傷、孤獨、軟弱。我想我可以理解，為什麼爸爸會因為嬰兒的哭聲而感到不舒服了。

在榮格（Carl Gustav Jung）的分析心理學中，假設**在我們的無意識中有另一個不知道的自我**。人類像地球一樣有很多圓形的面，當我們的意識只強烈地照亮一面時，另一面就會是黑暗的。舉例來說，如果你強烈地照亮「我是一個非常有道德的人」的一面，那麼另一面的黑暗邪惡正在尋找顯露的機會，並會在錯誤的時間出現。他說：「承認自己有好的一面，也有壞的一面，如此一來，照明的亮度將會是相似的。」

意識到並承認邪惡的存在，可能會令人恐懼並損害自尊心，但承認邪惡並不一定意味著，自己做錯了什麼。相反地，當意識到邪惡的可能性時，將會更加謹慎行事並理解他人。這

種存在於我們意識背後的劣等人格，在我們無意識之時所殘留的心理傾向，就被稱為「影子」。

影子的另一種常見方式是「**投射**」。不認為自己身上有，但它仍然存在，只是投射到別人身上。如果你無緣無故討厭一個人，那就檢視一下自己的影子吧，這可能是一個暗示。當看到一個不看自己內在優秀的一面，內心自卑卻又自大的人，就會莫名其妙地討厭；或者認為自己是一個有道德的人，當看到有人做出一些不道德的事時，就會感到生氣並批評對方。換句話說，愈覺得自己不軟弱、不會感到悲傷，亦沒有苦難，這些就變成了黑暗的影子，而當我看到一個人在發牢騷、哭泣、難過的時候，影子就會做出反應。

無意識是當自我輕視無意識，避免與之面對時，刺激自我不得不看它，從而給自我一個「機會」，使無意識傾向意識化。

——李富英，《影子》

我的影子在不知不覺中，形成了「出生是一件快樂的事、為人父母是一件神聖的事、媽媽是堅強的、神聖的、我一定要做一個好媽媽」等，與母親有關的形象。

為了身為一位心理師的成長和個人的穩定，我接受了三

年將無意識意識化的「夢境分析」。這是一個先認識自己的過程，以壁面用自己的框架去解讀來訪者的故事。當時，我沒想到自己的無意識中會有這樣的陰影。

懷孕前曾做了一個夢，夢裡出現了一群貓，吹噓著自己毛茸茸的毛和圓滾滾的身體。這種夢的意境通常是集體共識的象徵物，也可看作為夢境象徵的「原型」，也會根據個人和情況的不同做變化。當時，在我的夢裡，貓是母愛的象徵。母愛已經萌芽並穩定下來，我了解到「母親」這個角色的重要性，所以做了充分的準備。因此我了解到作為母親的不成熟、對實際生產和育兒的無知、作為一個人的欲望和感情等，成為了我的陰影。

白天和夜晚、寒冷和酷暑、美麗和醜陋，光明和黑暗、生命和死亡、快樂和悲傷、年輕和年老……，自然的一切都有兩極，還有兩極之間的中間過程，而這兩極之間有著密切的關係。像是差點死掉後，發現生命變得更加珍貴、黎明前的黑暗最漆黑一樣，很難將兩極分開來思考。所以愈是強調一邊，試圖忽略另一邊的話，陰暗的一面就會愈想突出。

當意識只注意和強調母性和愛時，我認為相反的思想正在潛意識中突出。利他心背後的自私心，這意味著不僅要專注於照顧別人，而且還必須照顧好自己。

──芭芭拉‧阿爾蒙德（Barbara Almond），

The Monster Within

　　我總是盡力照顧著他人，但這樣的我還是有自私的欲望，只是我選擇壓抑。**我沒有以健康的方式認識和滿足自我的需求與情緒，而是忙於思考如何成為一名母親。**「必須快樂、必須心存感激」，我像念咒語一樣，對自己重複訴說著。

一起做做看

1. 最近經常做夢嗎？來聽聽你的夢境想訴說什麼。

_____

_____

2. 有沒有讓你特別煩惱或不舒服的人？

_____

_____

3. 那個人有什麼特點讓你有這種感覺呢？

_____

_____

4. 你身上有與那個人有關的特質嗎？

_____

_____

5. 你有特別壓抑或否認自己的情緒嗎？

_____

_____

到處都是「正確答案」，
到底該怎麼做？

　　在娘家做月子，既快樂又覺得不方便。吃飯時，知道有人能照顧孩子覺得很安心，但有很多次，我因為從未單獨照顧過孩子而感到焦慮，變得像刺蝟一樣敏感。要餵母乳還是不要餵母乳？餵的話，要餵到幾歲？要搭配配方奶還是全母乳？要給奶嘴還是不要給？要訓練自行入睡還是抱著哄睡？此時的我最強烈的情緒是——**害怕一個單一的決定，可能會產生巨大的後果**。

　　如果太早斷母乳的話，孩子就會經常生病；如果給奶嘴的話，擔心會暴牙。所以我的每一個選擇都變得非常審慎，而我知道的太少，無法選出最好的答案。只有媽媽交流平台——Mom Cafe，才能給我即時性的各式訊息和安慰。

　　就算再難，我也想做好；就算再不安，身為媽媽的我，還是得做出決定：例如，該將孩子側放並輕拍入睡，或抱著哄睡、母乳應每側餵十五分鐘，或只餵一側十五分鐘。

　　在從未走過的道路上，有太多的決定要做。我的母親是育

兒前輩，幫助我的方式是擔心、指導和給出答案。但是，**沒有人可以告訴你所謂的正確答案。**

「比較」，是當你有了想進步的欲望所採取的行動。把自己與比自己更為優越的人進行比較時，稱為「向上比較」。然而，研究表示，雖然向上比較也可以透過意識到自己與他人的差異，而引領至更好的方向，但那些經常被比較的人，憂鬱的程度更高，幸福的程度更低，並且非常自卑，這可能會形成負面的自我形象，還可能導致對未來的絕望。**自卑感是透過將自己與他人進行比較，而產生的自我價值感低落。**我之所以突然提到這些發現，是因為上述的那些過程，儼然已經成為憂鬱症的捷徑。

身為新手媽媽，所有事情都還處於摸索階段，所以只能學習過來人的經驗，但總覺得自己做得不好。生了兩個孩子的朋友們，突然看起來就像大前輩一樣，看著悠哉養育著孩子的朋友們，這時對依舊孩子氣的自己感到很羞愧。我有一位女性親戚養育了三個孩子，這一刻我認為她是最值得我尊敬的人。

這種衝擊和感悟是：「這段時間的我非常微不足道，明明什麼都不懂還大放厥詞，這樣的我看起來有多令人寒心和不懂事？」要有多大的信念，才能在經歷了巨大的陣痛、分娩，以及各種存在和睡眠的危機中，撫養了孩子幾年，然後還生了第二個呢？

不僅在育兒方面進行比較，還包括自信心或母愛這一類無法衡量的部分。比較誰善於做出決定的決斷力、比較即使睡眠不足也充滿活力的體力，連另一半也能進行比較。像是，我丈夫晚上十點下班，那位媽媽好像總是和丈夫在一起；我用便宜的尿布，那位媽媽只用有機尿布，讓我好嫉妒。

　　還有我最不喜歡的，就是拿孩子做比較：寶寶幾點睡覺？幾小時喝一次？喝多少？其他的孩子是不是也不斷醒來，無法睡過夜？是不是只有我無法哄孩子入睡，或者是我不懂孩子要傳遞的訊息？從這些事情開始比較，等孩子再大一些，轉而比較學走路的時間、開口說話的時間，以及學習成績等。我下定決心，不要成為那種媽媽，但期待愈大，失望愈大，**我發現自己已和「理想母親」的形象漸行漸遠**。

　　當我盤腿坐時，不小心讓孩子摔落下來撞到頭，發出了「砰」一聲巨響的那天，我又開始痛哭了起來。孩子摔下來這件事，讓我非常慌張且自責。自從知道孩子沒事後，我總會抱著孩子的頭哭著說：「對不起，小寶貝。」抱著停止哭泣的孩子，和娘家媽媽反覆確認好幾次孩子是否真的安然無事，因為不管聽幾次「真的沒事」，都還是非常擔心有什麼萬一。

　　無論是誰，都很難安慰我這個善變、軟弱、小事也哭鬧的人。因為一直痛哭著，娘家媽媽買來的漂亮紗布衣也沒有注意到。只是忙著哭，忙著告訴媽媽我犯下了如此的錯誤。

這件紗布衣包含了我在娘家坐月子感受到的愛、家人的支持、混亂的感情、剛成為奶奶和爺爺的兩位，給予孫女愛和幸福的表情等，等孩子長大了，我說不定會丟棄許多東西，再買很多東西，但這件紗布衣一定會珍藏著。

沒有試用期，
我就這樣成了終生員工

　　進入一間新公司工作，通常會有試用期。在這段期間，先是在旁邊看著前輩們怎麼做，並慢慢學習，等漸漸熟悉後，就從一件較簡單的事開始做起，再慢慢承擔責任較重的事，最後則是能一個人獨立作業。即使有工作經驗，但在進入新的職場時，還是會有交接的時間。這是一個短暫的過程，除非是前人當天不辭而別。在這個過程中，我們做足了心理準備來適應工作。但回頭想想育兒時有沒有那樣的時期，結果好像並沒有。**從母嬰同室開始，我就直接成為了「負責人」。**

　　雖然在坐月子期間，受到了月子中心、家人或他人的種種幫助，這段時間在別人眼裡可能是「試用期」也說不定，但對我來說，經歷了母嬰同室的衝擊後，我覺得自己在沒有試用期的情況下，成為了孩子的負責人，心情非常的沉重。

　　如果是工作的話，還可以辭職，但現在的感覺是——自己成為了「終生員工」。**這並不意味著我想和孩子分開，但感覺像是我事先並不知道是這樣的工作，大家卻一直問我什麼時候**

要進去那裡工作。

這份工作的待遇非常差。首先，沒有薪水，政府補助的十萬韓元（約台幣兩千四百元）育兒津貼，也只能買幾包尿布而已。沒有表定的上下班時間、沒有週末時間也沒有特休，完全責任制，也沒有同事可以交談。身居高層的那位，無論稱為老闆還是雇主，都是哭著指揮所有事，沒有一句讚美的話。如果是老闆，至少還會教我如何工作，並一起分擔累人的事，因此我認為孩子更像是雇主。

這位小雇主沒付任何薪水，我卻得二十四小時細心呵護，能稱得上是福利的，我想就是那有如久旱逢甘雨的笑聲。我像是笨蛋一樣，雖然照顧孩子是一件身心俱疲的事，但一看到孩子的笑容，整顆心就像被融化一樣，再累都值得。

但為什麼明明沒有一起說雇主壞話的同事，卻有那麼多監視者呢？當在照顧挑剔的小雇主時，就會有些三姑六婆跑來指手畫腳。為了照顧小雇主，連臉都來不及洗，卻聽見有人說「孩子看起來很熱、看起來很冷」的言論。上班族的快樂午餐時間？我沒有。為了照顧孩子，我只能匆忙吞下午餐，或者趁著孩子午睡時，小心翼翼地吃一些東西充飢（如此看來，這可說是這份工作的唯一福利），因此我總是感覺非常餓。

如果小雇主比平常早一點入睡的話，我會忍不住在心裡吶喊：「哇！現在是我的世界了！」如果我必須晚吃飯，就會變

胖，也沒有時間運動。所以如果小雇主中午或晚上時不睡，我會向他施壓，因為擔心自己會失去這個福利，這樣我就不能在晚上工作了……。

從這一點來看，我對於那些沒有清楚解釋工作內容，就「強烈推薦」這份工作的人，感到非常無語。

正如每個人都經歷過的那樣。為了累積無法寫進履歷上的經歷，我發現履歷表上的空白期愈來愈長。

我安慰自己說，只有小雇主的安危和適當的發展，才是我需要這份工作的理由，也是我在這份工作中想要的全部，這比經歷少了幾年更為重要。不，做著我人生中遇到的最難的事，一個人什麼都能堅持，每天都守在一個人身邊生活。也許這就是我透過這件事變得更加強大的地方。果然，我依舊試著安慰自己。

心情筆記

　　當在哺餵母乳看著孩子頭部的側面時，一種無法控制的愛和保護的欲望就會湧現。昨天，我也懷抱著同樣的心情看著孩子，偶爾撫摸他和餵奶，一想到媽媽也是如此地愛著自己，我的心就悸動了起來。

　　我認為照顧剛出生的嬰兒，以及與他說話時，會喚起媽媽想起，當時我出生時的心情。或許這就是為什麼媽媽那麼愛他、寵著他，想照顧我和我的孩子的原因。

　　我愛媽媽，就像媽媽愛我一樣……。說起來有點難過，但我能這樣愛著媽媽嗎？對媽媽感到非常感謝，也非常抱歉……。眼淚無助地流了下來，如同半夜時，孩子吸吮的母乳一樣。

NOTE

PART 2

產後憂鬱·
第一幕

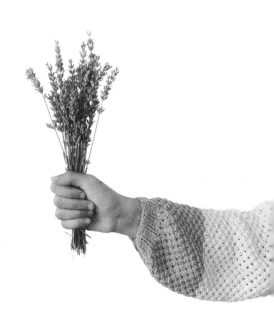

明明是無心一句話，
卻讓人惱火……

　　突然襲來的憂鬱和不安、混亂和敏感情緒，已依存在父母身上，我們因對孩子的教養方式不同調，無法達成共識而有了衝突，本來月子想坐滿一百天後再回家，我決定提早。但是嬰兒床和床上用品、旋轉搖鈴、安撫搖椅、奶粉和奶瓶、衣物、尿布……，當我把臥室裡滿滿的家當拿出來時，突然看到孩子，我開始擔心起曾是如此幸福的父母。

　　我害怕道別。雖然隨時都可以再見面，但下班後回到家有熱騰騰的飯菜、碗想洗就洗，不想洗就不洗、週末可悠哉睡個午覺等，像這樣在父母的保護下舒服地生活，好像是最後一次了。

　　從小開始，即使是同樣的午睡，父母在家時睡的午覺，讓我感到更加溫暖和舒適。生活在同一個空間裡是那麼的踏實，真的很感謝。當時的我知道嗎？吃別人為我做的飯菜不是理所當然的，我用什麼表情吃飯？吃完飯說了什麼呢？下班後有和媽媽一起坐在沙發上看電視聊天嗎？洗過幾次碗？我非常懷念

那段時光。

　　在十多坪的空間經歷了新婚、懷孕、因羊水破了而打包行李出門後，初次回到了自己的家。當時丈夫早上七點半上班，晚上十點下班，所以平日會順道經過娘家看看我和孩子，週末則在娘家生活。能對這樣的他有所期望嗎？對於自己人生的巨大變化，也許是期待著房間會掛上「歡迎回家」的裝飾拉旗，但望著冷清的房間，縱使我回到了該回來的地方，也感到不高興。覺得遺憾、不安、失落……，還有什麼樣的感情呢？

　　可能是因為空間改變了，孩子生平第一次哭得又久又大聲。這時，孩子的氣質開始顯露出來，我的孩子是聽覺和嗅覺非常敏感的孩子。在陌生的地方會警惕陌生人，適應環境也花了很長時間。沒有熟悉的娘家味道，孩子該有多緊張啊。

　　哄著哭鬧的孩子，一起哄孩子的丈夫這時卻突然說道：「聽說太常抱孩子的話，孩子會非常黏人。」「非常黏人」**這句話只是他偶然聽見別人說的，但在我耳裡就像是說，我的父母在孩子哭時就會抱起來，以及我的育兒方式是錯誤的。那是一種否定，是對我們養育孩子方式的否認和干涉。**所以，對我來說，育兒被分成了我的父母和我是一個「團隊」，我的丈夫則是成為了「旁觀者」。

　　「不要不懂裝懂！對於這個年齡的孩子來說，身體接觸和照顧者提供的安全感非常重要！擁抱是對的！」但即使抱著，

孩子仍然嚎啕大哭，這時我說的話變得毫無根據。儘管如此，因為一句聽說來的言論，而否定了幫我做了將近一百天月子的父母的做法，感覺是一種侮辱，所以，我又再一次**放大解讀**了。

在一個幾步不到的黑暗房間裡，我感到想念、恐懼又難過。「小寶貝是想見外婆嗎？媽媽也想見外婆。」在不知不覺間，我竟生氣地問：「你在生氣嗎？」又羞愧地問道：「你不理我嗎？」我把自己想念媽媽的心情，認為是孩子想見外婆，陪著孩子一直哭。

寶寶哭不停，
不是任何人的錯！

　　時間又來到了週一。我配合丈夫的時間，週日回到家，但早知道會這樣，應該週六就回家才對。突然感覺一個人孤零零地留在家裡。「親愛的，不去不行嗎？」丈夫出門上班前，我出聲挽留他。在我們家生平第一次經歷的這個變化時期，丈夫剛好隸屬公司裡最忙的團隊。

　　送走丈夫後，我將孩子安頓在嬰兒搖椅，自己去做了早餐，但我沒有時間拿出各種小菜，因為沒胃口，所以只拿出最容易喝的湯，開始吃起了世界上最難吃、最陌生的早餐。

　　漫長的一天開始了。餵一次飯，和孩子玩一會兒，然後睡覺。當孩子再次醒來時，再餵他，跟他玩，然後哄他睡覺，持續這樣五個循環。說起來容易，但整天都要看著孩子的反應，照顧他、跟他玩，以及哄他睡覺，其實是非常不容易的事。孩子清醒時間長，我就覺得煩心。像這樣抱著睡到底好不好，還是有什麼聲音或者歌曲比較好哄睡？

　　曾經奏效的方法，下一次就行不通了。我記錄了餵奶和小

睡的日記，並反覆研究。

　　晚上的餵奶、洗澡和午睡的時間都非常混亂。雖然是同樣的時間，同樣的方法，有的時候很折磨人，有的時候不睡覺，有的時候吃，有的時候不吃。我想建立孩子規律的喝奶時間及固定作息，但卻沒有用。為什麼要努力做到這一點呢？當然是為了方便媽媽，但實際上，生活節奏哪怕是一點點的紊亂，晚上的時間都會變得很可怕。晚上六點到八點之間，被媽媽們稱為「魔女的時間」。

　　「到底是從哪裡開始出錯的？」餵奶也不喝，即使被抱著也不會停止哭泣。孩子一直狂哭，像是要把家裡的屋頂給掀了一樣，我很擔心鄰居會檢舉我虐待兒童。「睏了就睡，餓了就吃。到底哪裡不舒服呢？」這就像一種成長痛，狠心不抱的話，孩子就會哭得更大聲。

　　「可以讓一個嬰兒不停地哭兩個小時，哭到像是要把家裡的屋頂掀了一樣嗎？」如果參加機智問答比賽，以前的我應該會如此回答：「這不是虐待嗎？媽媽一定做錯了什麼。有人說過，必須對寶寶的哭聲保持敏感度。哭了兩個小時不是會喉嚨痛嗎？」但現在我認為正確答案是：「**這並不是任何人的錯，這種事是有可能發生的！**」就這樣小心地度過一天，盡量避開魔女的時間。特別注意下午的餵奶和最後一次小睡的時間。

　　一天回家後，公公婆婆來看孩子，並準備了小菜要給我，

孩子因為遇到陌生臉孔而害怕，因此哭個不停。感到抱歉又尷尬的公婆離開後，我又開始一個人努力安撫著哭鬧的孩子，魔女的時間也來臨了。剛烤好的白帶魚和各種小菜擺在桌子上，吃不著也無法收拾，抱了孩子幾個小時，我已汗流浹背。

「辛苦了，還好嗎？很累吧？」當丈夫下班回來時，我無法給予他像以前一樣的反應。丈夫很擔心我，但他無法理解為什麼這麼晚了，我仍然抱著孩子，認為我讓孩子抱習慣了。他無法想像我度過了怎麼樣的一段時間。過了一會兒，當看到已經冷掉的食物時，丈夫開始瞭解到發生了什麼事，並不斷安慰著我。我雖然怨他，但我沒有其他人可以依靠。

慢一點也無妨，
你不需要事事都兼顧

我們被教導，養育孩子時最需要的態度是敏感度和反應能力，這些也是我在與家長諮商時說過的話。但是當自己嘗試這麼做時，我像是被束縛住了。**是否需要對所有訊號做出「敏感」的「反應」？合適的程度標準又是什麼呢？**

現在的我已是撫養兩個孩子的媽媽，我想和各位說的是：**「其實錯過一些也沒關係。」反應慢一點也沒關係，讓孩子哭一下下後，再餵孩子吃飯、睡覺……，一切都不一定要準確。**媽媽可以讓孩子躺著看一會兒電視也沒關係，也可以吃任何想吃的東西。我知道我是有立場說這些話的，因為我已經撫養了兩個孩子，雖然這樣說可能不是非常正確。

老二和老大有著不同的氣質。老二是一個聽力不敏感的孩子，對陌生人一開始會警惕，但很快就會露出笑容，很快就能適應。也非常好哄睡，搖幾下就可以睡著了，一抱就不哭了，睡前也不太會吵鬧。副食品也吃得很好，外出也很配合。即使在陌生的地方，只要將水果放進咬咬棒，或者給一塊寶寶米

餅，就能撐很久的時間。

看著老二時我心想：「原來不是我做不到。」心中的大石頭也放了下來。是因為媽媽忙著照顧姐姐，所以打從在媽媽的肚子裡開始，就知道如何讓自己一個人也能舒服自在嗎？

老大就不一樣了。和老二相比，懷老大時胎教做得比較用心，也有較充足的休息，但老大是不管婆家聚會、外出用餐或外出，都會因為哭得很厲害，而讓旁人紛紛將視線投注在他身上，是媽媽或爸爸必須帶去外面哄，才能鎮靜下來的孩子。只要一哭就會沒完沒了，所以為了盡量不讓他哭，我們可說是煞費苦心。

當時對於別人能帶著孩子在外面好好地用餐，我感覺非常神奇，為此我既自卑又委屈。另一方面，不知道是不是我都很快速地回應孩子的需求，沒有培養到她的耐心。我曾想過，如果老大不是第一個出生，而是第二個出生的孩子，是否也可能被認為是乖寶寶呢？因為新手媽媽可能會覺得一切都有點急躁、吃力和陌生。**新手媽媽的緊張，加上孩子的敏感氣質，會讓育兒變得更加困難。**

「希望丈夫能完整地照看孩子一次。我希望丈夫能知道哄孩子睡覺有多難，以及整天被孩子綁住、無法安撫哭鬧不止的孩子時的心情。」但不知是否因為爸爸在身旁，所以感到安心，還是因為爸爸的手和聲音不像媽媽一樣那麼緊張，孩子有

爸爸在，就會睡得很好。

在談論人類婚前心理困擾和成長的各種心理治療理論中，我最喜歡的是「**客體關係理論**」。任何對心理學感興趣的人，都可能聽說過佛洛伊德。佛洛伊德關注個體內在驅動力的理論，被稱為「一人心理學」，而客體關係理論被稱為「二人心理學」。它是一種假設所有人與生俱來對關係的渴望，並透過在嬰兒出生後與主要照顧者建立關係，來形成世界和關係之形象的理論。

我喜歡這個理論的原因是，它以一種非常微妙和神祕的方式，描繪了孩子從出生那一刻開始發生的逐漸變化，和人際關係中的經歷，對父母和孩子之間的關係有很多啟示。然而，由於這個理論非常著重在**主要照顧者**的角色，因此此理論最終大部分都成為我必須做和注意之事的依據。

理論如此說道：「做到這種程度，就是足夠好的母親（good enough mothering）。」書中所描述的「這種程度」，是指孩子吃飽睡足的程度，以及不安時給予的安慰和共鳴。然而，對於不知道孩子有沒有吃飽，明明很睏了卻睡不好的新手媽媽來說，當孩子不安時，媽媽會非常著急，比孩子更加不安。**「如果我不能做到這種程度的話，是不是就不夠好呢？做到這種程度，算夠好了嗎？這樣到底是『壞』（bad）還是『不夠好』（not good enough）呢？」**

後來，在一次關於嬰幼兒發展的講座中，我問了講師一個問題：「有沒有一個指標，是能讓自己知道做到這樣的程度，算做得好還是不好呢？」然而講師回答說：「標準不就是能讓孩子活下來，能問孩子問題，當孩子覺得累時能說出口嗎？如果心裡對孩子又愛又恨，但和『非常討厭』的感覺相比，覺得孩子還是『非常可愛』的感覺仍更勝一籌，這樣不就夠了嗎？」

　　然而，當我和丈夫在育兒問題上發生衝突時，儘管我認為基於這個理論，對孩子表現出自己的情感和回應是很重要的，但我還是動搖了。爾後，我因為下面的這段文字而感到豁然開朗。

　　「在傳統家庭裡，孩子的脾氣常常會發在母親的身上，而不常發在父親身上，也許是因為被過去的共生夥伴拒絕，總是比較讓人受傷。父親有時會誤以為，這表示自己比太太會照顧小孩，這種誤解有可能導致父母親之間的爭吵。」

——格雷戈里・漢默頓（N. Gregory Hamilton），

《人我之間：客體關係理論與實務》

（*Self and Others: Object Relations Theory in Practice*）

　　在客體關係理論中，最重要的是並不是做得好不好，或是

好媽媽和壞媽媽的區別。早期的人類會優先區分什麼對自己有利、什麼對自己不利，然後，當確定環境在一定程度上適合居住時，就可以識別出一個物體有好有壞。這是正常的發展。我也必須提醒自己：「**我不能做一個完全好的母親，也不能做一個完全壞的母親。必須承認，我有一顆愛的心和一顆恨的心，有堅強的一面和軟弱的一面，並擁抱這樣的自我。**」這與前面討論的分析心理學一致。

　　似乎當我們接受自己時，就會滋養心中的碗，並成長為能夠擁抱與容納孩子的容器。成長的痛苦，來自培養心中的碗。

放棄追求完美，
你只要「足夠好」就夠了

　　父母來了，可能是擔心女兒一個人吃著不好吃的早餐吧。我的父母喜歡幫自己所做之事命名，就好像這一切都是有趣的情況。「育兒幫手上門服務了！」這樣的登場，讓過分感謝和抱歉的我冷靜了下來。

　　每次和娘家媽媽見面時，她都會帶東西給我，並說：「正好看到就買了，這是我在閒暇之餘做的……」，爸爸來找我時如果看到有東西壞了，就會馬上幫我修理。擔心冷氣運轉聲會影響孩子睡覺，就裝上了隔音設備；如果看到蚊子能進來的洞，就會設置蚊帳。媽媽會說：「您是從哪裡來的到府服務啊？」爸爸則回答：「這是官德亭服務～」，兩位之間的玩笑話，頓時讓我暫時忘記了辛苦，真的很謝謝。

　　而那段時間，成為了兩位離開後我最無法忍受的思念，及最想依靠的記憶。明亮的能量背後，籠罩著濃厚的空虛和思念，但這並不表示就得獨自一人的意思，這就只是我那時候的故事。依靠、倒下、渴求，再次依靠、倒下、渴求，在反反覆

覆之中忍耐著。

後來聽說，爸爸在我和孩子走後看著空蕩蕩的房間，默默地流下了眼淚。這是我第一次聽說爸爸落淚。不是挫折、空虛、思念的感情，而是遺憾的吧。但我卻隨意地用自己的想法來解釋：「爸爸太孤獨了！」「爸爸太空虛和想念了！」

當兩位去世後，獨自留下的家裡，充滿了兩位的痕跡和記憶。我雖然是獨自一人，但又好像不是，覺得很溫暖。雖然溫暖，但內心深處的悲傷和難過總是揮之不去。「只要打開房門，我們一直都在～」我會記住爸爸的話，努力加油，但這句話聽起來很悲傷。

回想起來，小時候也是一樣。和自己感覺難過相比，更覺得「如果媽媽知道我很難過的話，該有多傷心」。當我被朋友們排擠或討厭的時候，心想：「如果媽媽知道我這麼孤獨，她該有多心痛呢？」

家族治療理論中，有一個「**分化**」的概念。在金容泰的《家族治療理論》中，「一個可以追求自己獨立於他人的人生方向的人，被稱為『分化良好的人』。反之，被人際關係束縛，無法獨立生活的人，被稱為『未分化的人』。分化是透過自我形成來實現的。自我也是透過與我們周圍重要之人（包括父母）的互動而形成的。」

此外，「在韓國，比起個人感情，家庭和諧、沒有衝突，

且禮貌和勤奮更為重要。但是強調這些關於整個家庭和家庭內部的規則，會使得家庭成員難以自我分化。特別是，**當母親試圖成為『完美媽媽』時，嬰兒的自我就會變得不穩定。嘗試以完美的方式來照顧嬰兒，意味著此種照顧是根據母親的需要，而不是嬰兒的需要所做。在這種情況下，嬰兒對照顧他的母親的需求，會變得敏感，而不是對自己的需求敏感。」**

人類的成長需要適當的挫折和承受挫折的力量，這種力量不是成年後突然爆發出來的，而是從小時候就要反覆經歷大大小小的挫敗。

當孩子學走路時，如果擔心孩子摔倒而一直抱著，那孩子就會失去當時應該經歷的挫敗感。只要在不會讓孩子受到太大傷害的環境下，就放手讓他們去跌跌撞撞吧。要讓孩子知道，自己是無法擁有想要的一切，媽媽也不能滿足他想要的一切，原來媽媽和自己不是一體的，而是一個獨立存在的個體。媽媽也有情感和其他想做的事情。

在這個過程中，孩子會學會重視他人的想法並發展社交能力。因此，不必為自己不是完美媽媽而感到失望，要減輕自己的挫敗感，而若是因忽視或虐待造成的挫敗感，媽媽則是會嗜睡和麻木。

當我以自己的無私父母為理想父母範本時，幾乎將自己逼到沒有喘息的空間。於是，在我三十多歲的時候，經歷了生孩

子的陣痛，接著是與原生家庭分離，再次經歷劇烈的「二次產痛」，重生為自己。反之亦然。父母的角色是繁重的，但另一方面，卻是用養育態度和成長過程來代替了解自己。

父母是比臍帶更牢固的紐帶，想斷也斷不開。我應該是知道了這一點，因此更專注於自己的角色，才如此焦慮不安。然而，與其被這些事實壓倒，不如透過察覺其情感和影響，努力找到合適的位置，樹立自己的態度，這就是「足夠好媽媽」的姿態。

終於懂了，
這就是媽媽的心情

　　因為太想念媽媽了，所以一直在尋找媽媽的痕跡。雖然總是可以叫媽媽來幫忙，但我想一個人堅持下去。不，我好像錯過了什麼。關於媽媽，我突然想起大學時和媽媽通訊的電子信箱。

心情筆記

＃2003 年 4 月

　　看來爸爸發獎金給你了，匯了多少錢過去呢？我猜你心情一定很好。我告訴他水果太貴了無法買，他感覺有點傷心。這裡時冷時熱，

天氣變化無常。今天去開會的時候很熱，但是回程時風很大。回家時不要忘了先洗手腳、刷牙，這樣才不會感冒了。

　　沒有禎殷和泰旭在身邊感覺很空虛，好像遺忘了什麼一樣，感覺無趣。不用擔心，我會照顧好自己並努力生活。一起加油努力吧！我愛你。

2003 年 5 月

　　感冒好了嗎？連下了三天的雨，直到下午才能看到一點陽光。天氣變化多端，起風時還能感到一絲寒意。在這多變的天氣中感冒了，是不是很不舒服呢？這幾天吃得好嗎？媽媽現在最擔心的就是你有沒有好好吃飯，其他的並不擔心。

　　時光飛逝，已經五月中旬了，再過一個半月就放暑假了吧？你一定很期待假期的來臨。禎殷最近過得如何？從六月開始到七月，媽媽將會在產業情報大學上日文課。前幾天我也學了

如何染色，而且是天然染色，我們身邊的一切都可以當作染色材料，非常有趣，可能是因為我花費了時間和精力，所以圖中染得非常漂亮。之後見面時我再給你看，期待一下吧。小心別著涼了，再見。

愛你的媽媽

＃2003 年 6 月

　　嗨，禎殷～我想訂一張二十四日一點五十的機票。考試考得如何？你應該不會覺得媽媽只關心你的學業，而感到不耐煩吧？讀書真的是一件不容易的事。媽媽因為眼睛不好，看東西很吃力，也常不自覺皺起眉頭……。努力讀書也要好好吃飯喔。如果沒有顧好健康，那麼一切都是無用的。

　　最近只有我們（泰旭和媽媽）兩個人一起吃晚飯，所以都隨便吃……，但媽媽的小腹還是跑出來了。如果頂著凸出的小腹邊唱歌邊散步的話，每個人看到都會笑。禎殷也不要吃完飯就

馬上睡覺，多做一些徒手運動。因為無法寄小菜給你，所以有點擔心你的飲食。你都吃什麼呢？至少應該有吃泡麵吧？感恩每一天，在我們見面之前一定要保持健康。

你親愛的媽媽

2004 年 5 月

　　討厭的禎殷，楊禎殷！你都寄電子郵件給你爸爸，卻沒有寄給我，也沒有和我聯絡。過得好嗎？竟然在父母親節時只傳了簡訊給我，連電子郵件都不寄一封來！你只和朋友出去玩嗎？還是只有努力讀書？還是你只是在努力吃飯和睡覺？最近都在做什麼呢？

　　爸爸和媽媽笑著談論著懷念過兒童節的日子。禎殷不在媽媽的身旁，當我們提議去外面走走時，泰旭就只會待在家裡玩電腦、看電視，就只有爸媽像是老夫妻一樣出門。不是新婚，而是如遲來的新婚生活一樣……。

　　要好好吃飯但也別忘了減肥喔！保持聯絡。

我再也回不去那些媽媽等著我的日子。在傾注了半輩子心血的巢穴裡，看著長大後飛走的鳥兒，心裡感到空虛，思念起在遠方的鳥兒。

我想起了我的母親，想知道我都吃些什麼、等我的回音，尷尬地在空蕩蕩的房子裡徘徊。我有回覆那封電子郵件嗎？我在熟睡的嬰兒旁邊哭泣著尋找郵件。「我和媽媽說話時的口氣是怎麼樣的呢？會因為媽媽一直嘮叨碎念，而表現出不耐煩嗎？只想著跟媽媽要零用錢嗎？好像只顧著和朋友出去玩⋯⋯」，不知為什麼，腦海中浮現出媽媽聽到鳥兒遠去的聲音，聽見：「媽媽，我先走了，嘎嘎～」，而難過得掛了電話的畫面。

以前的記憶就像拼圖一樣被拼湊出，如同電影場景。我和過去郵件中的母親，時隔了十年再次見面。那時的媽媽既纖細又非常漂亮，不僅有螞蟻腰，臉部輪廓也分明，眼睛很大。為了照顧我們付出了一生的母親，也曾擁有很多夢想和想做的事；但在不知不覺中，習慣了照料孩子的生活，夢想在一瞬間也消逝得無影無蹤。而現在的我，也無法為那時的媽媽做些什麼事。

我不在身旁的那段空虛歲月，迷茫不知所措的媽媽，用學習填補了空缺。學日語、學中文、韓紙工藝⋯⋯，在學習各種課程的過程中，偶然間發現一項有趣的課程——天然染色，還加入了同好會，透過教學和義工等各種活動，享受著

人生的第二春。這是她重新發現自己的機會。

　　媽媽那時候是多麼地幸福，多麼為自己感到驕傲。話說回來，為什麼我的心會如此地痛？很想問問她還好嗎，可是當年的媽媽已經不在了。但即使如此，現在也還是想問，也想和媽媽說對不起，讓她久等了。我現在淚流滿面，無法打電話給媽媽，又是因為害怕媽媽擔心我……。

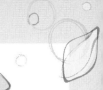

一起做做看

1. 媽媽是什麼樣的人呢？

_____

_____

_____

_____

_____

_____

2. 有什麼故事是沒有告訴媽媽的嗎？無論是難過的、感激
   的、對不起的，或是因無法一起做而感到遺憾的事，請寫
   封信給媽媽。

_____

_____

_____

_____

_____

_____

神隊友的支持，
就是新手媽的最大力量

　　韓國的企業不太關心員工經歷過什麼，也不太關心他們的家人在家裡發生過怎樣的混亂。養育過孩子的前輩，應該都知道孩子剛出生的後輩家裡，發生了什麼事——睡眠不足、夫妻吵架、員工加班，妻子獨自育兒，但這些事實，卻根本不會減少後輩的聚餐、喝酒和工作量。

　　平日也是等家人都睡著後，才回到自己房間睡覺的丈夫，在孩子六個月大時，週末也會出去工作。要將一個睜著眼睛不睡的孩子託付給這樣的老公，也是不容易。這是一個非常困難的要求。所以必須等孩子睡著，我才能勉強拜託他，讓我出來放風一下。

　　漫無目的地走了一會兒後，我躺在公園的長椅上。「睏意襲來。是因為想睡覺嗎？其實我不知道自己想要什麼，現在只想躺在這裡睡覺，什麼都不做，什麼都不想做⋯⋯。」每一步都很沉重，就像踩著溼掉的鞋子走路一樣。我不由自主地感到沮喪、疲憊、害怕，並擁有難以解釋的心情。

週末時，我可以獲得大約三小時的自由時間。老公積極鼓勵我外出，說與其在家哭，不如出去吹吹風，呼吸新鮮空氣。但是因為脹奶的關係，乳房非常刺痛，溢乳墊也溼了。回到家後看到丈夫的表情，我能看出他的慌亂。「這並不容易，我連飯都沒時間吃……」，聽到老公的話後，我得意洋洋地拿給他買來的辣炒年糕，並確認道：「對吧？實際照顧後發現，這並不容易吧？但我每天得做八次，一週五十六次，要重複三個月！」

　　將垃圾放在家門口的短暫時間，也是我不多的自由時間。在那段時間，獨自聞著傍晚的空氣，讓我想起了陌生而又美好的記憶。大學時在圖書館讀書到很晚，回到宿舍時的味道、晚上下班回家時的味道、小時候拜祖先時，和表兄弟姊妹玩耍、回家時的味道、晚上約會的味道……。扔完垃圾後，我遺憾地揮舞著雙臂，在家附近徘徊。彷彿在傍晚的空氣所帶來的舊日記憶中久留，就能一點一點找回自己的存在。

不只是媽媽，
爸爸也可能好憂鬱

　　丈夫的理解和安慰、父母的幫助，還有孩子睡著後吃零食、看書等日常生活中的小樂趣，都能給予我安慰，但得到安慰的速度，比憂鬱來襲的速度還要慢。我時而焦躁不安，時而茫然失神，時而心情沉重。好不容易又撐過了一天，當看見下班的丈夫時，我又哭了。**並不是故意要哭，但眼淚就是止不住地一直落下**。與丈夫聊著一天發生的事情，應該會感到幸福才對，怎麼會這樣呢？我不討厭孩子，為什麼會這樣？不是我不愛孩子……。我在為哭泣的自己辯解，這是每晚都會重複發生的事。

　　「我好像做不好。」「不！我做得很好。」「好像沒有終點。」「孩子長大了情況就會好轉的！」「一想到媽媽就覺得對不起。」「總有一天會報答父母的。」「父母現在不是很幸福嗎？」「當想到孩子長大後都在談論這些事，我應該不介意吧？」「沒錯！」

　　每天晚上聊天，隔了一段時間後，又會重複同一個故事。

好不容易止住的眼淚，看到丈夫時又掉了起來。這是丈夫記憶中的我。一邊吃飯一邊哭，一邊洗碗一邊哭，一邊餵奶一邊哭。晚上睡著之後就不想醒來了。雖然想過如果丈夫請育嬰假，一起帶孩子會不會比較好呢？但我不敢保證自己就能停止哭泣了，所以也無法慫恿丈夫請育嬰假。

儘管如此，我多麼希望丈夫能大膽地說一句：「如果有困難，我會在你身邊。」但是，丈夫說考量到目前的職位、未來和我們的經濟狀況，雖然生老二的時候可能還有機會，但生老大時，他很難請育嬰假。

並不是我無法理解丈夫的想法，我們兩個都比較晚出社會，再加上才剛新婚，擁有的並不多。的確，當時的我們還住在承租的套房，其中一個必須去賺錢才行，而整體社會普遍對男性請育嬰假這件事，抱持質疑的態度，這也是事實。

「我仍然覺得自己快瘋了，**我需要的是現在，而不是以後，就是現在**。難道就不能說些好聽話來安撫我，像是無論何時，都會跑來找我、需要時，永遠都會陪在我身邊嗎？」當我每晚都在哭泣時，丈夫也開始感受到了憂鬱感。「我知道你很辛苦，但……我也很辛苦啊。」丈夫一定是厭倦了下班回來後，還得看到臉上盡是淚水的我。

儘管如此，我唯一可以依靠的人，就是丈夫，我並不是故意要讓他難受才哭泣的。心裡氣得要死，孤獨得要死，悲慘

得要死，又傷心又埋怨，難道還要為此感到抱歉？我感到很委屈。如果你知道很辛苦，還會這麼說嗎？我該如何表達我的一天時間、我的被剝奪感，這種瘋狂的痛苦？可是，我甚至不知道自己在這種震驚和恐懼中拚命掙扎，又怎麼向丈夫訴說自己的難處呢？丈夫建議住院治療。他說這是荷爾蒙問題，可以用藥物解決。這番話很合理，以結果來說，是對了一部分。但當時，丈夫的話似乎是在說：「我愛莫能助，這已是我的極限，現在你自己解決。」

現在回想起來，我相信藥物治療一定會有幫助，而這正是我所需要的。但因為先生是一個不會說好聽話的人，像是「有我陪著你，我們一起承擔」這種言語上的安慰，也很難從他那裡得到。想像這些話從丈夫嘴裡說出：「我知道你很辛苦，但現在憑你的意志已經無法起到任何作用。我會陪你一起去，我再打聽看看，我們各種方法都試試看！」

產後憂鬱症不只是媽媽，爸爸也可能會受到影響。在蒂娜・卡西迪（Cassidy Tin）的著作《分娩：驚人的歷史》（*Birth: A history*）中說道：「根據調查，美國有八％～一九％的母親經歷過產後憂鬱症，以及孩子出生後的第一年，有四％的父親也曾有過憂鬱的經驗。」

我想我丈夫當時也患有產後憂鬱症。要親口說出自己很累，可能是一件困難的事，因為你知道還有人比你更痛苦。但

一項產後憂鬱症因素研究表示，**社會的支持對產後媽媽來說很重要，其中，配偶的支持影響最大。**

　　老公們，你們身旁的妻子，正經歷著人生第一次最艱難、最陌生的生活。雖然彼此都過著艱難的生活，但相較之下沒那麼艱難的人，引領著比較艱難的人，兩人互相幫助與扶持，這不就是一對夫婦嗎？就算有點辛苦，請跟身邊的老婆說聲：「你辛苦了，謝謝你，我們一起面對，你還是很漂亮，你永遠是最棒的。需要時，我會朝你奔去，我會永遠在你身邊，你最珍貴。」

一直好想哭，
怎麼辦？

　　勉強控制住自己的眼淚，等待著孩子入睡。然而當孩子睡著時，我來到了客廳兼廚房的空間，打開衣櫃的門，藉此稍微遮掩自己的哭泣聲。心想：「我這樣把憂鬱放在身邊，那孩子該如何長大呢？」為此感到非常抱歉。自己一個人根本不知道該怎麼辦，所以打電話給好友們。

　　「○○啊，我好像得了產後憂鬱症。」「那個時期都這樣～我那時也很鬱悶……所以每天都出去了！」「我也出去了，但回到家又一如既往。」「哎呀，我找你出去玩吧！」「老師，我一直哭不停，覺得很不安了。」「不要擔心，現在是最重要的時刻，只要撐過那個時期，就會覺得自己做得很好了。」「真的嗎？真的是那樣吧？」「○○啊，養孩子什麼時候最累？新生兒時期最累，對吧。」「現在也很累～」「天啊！」

　　即使有人說，孩子還是新生兒時是最辛苦的時期，隨著孩子的成長，會愈來愈好的，話雖如此，這番話對我來說並沒有

多大的意義。還有那種說隨著孩子長大，會有不同困難點的警告，也一點希望都沒有。

「姐姐，你也有產後憂鬱症嗎？」「我？我是有點沮喪，但不至於到憂鬱症。在孩子睡覺時，你試著做自己喜歡的事和運動。」「姊姊你太厲害了！我連運動的力氣都沒有……。」「老師，我不知道養孩子這麼難。感覺整天都被綁住了。」「大家都一樣呀！」

假設我認識一百位生過孩子的人，大概就問了七十位下列這些問題：生完孩子過得怎麼樣？是不是一直流淚？是一直如此憂鬱，還是有好轉？但答案各不相同。有人說自己不憂鬱，有些人感到沮喪，也有產前有點憂鬱，但產後就好的。但不管如何詢問，都沒有人像我這般憂鬱。雖然比較憂鬱症有點可笑，但這意味著，我們很難獲得產後憂鬱症的相關訊息和建議。

我請教了一位長期關心我的老師，雖然老師沒有生過孩子，但他給出的建議比任何人都更現實、更明智。「老師，我是怎麼樣的人呢？我已經記不得了。我原來就是這樣一個憂鬱的人嗎？是那麼負面的人嗎？」「啊～當然現在很辛苦，就是因為太累了才會這樣，我已經做得很好了！」回想起來，我當時的疑問，其實是要**找回迷失的自己**。

「我已失去了自我，被媽媽的身分所取代。你有看到原

本的我嗎？我是什麼樣的人呢？我這個人存在過嗎？是不是變成了養育孩子的機器？以後就這樣一輩子，只能做媽媽了嗎？『母親』這個身分，既悲傷又沉重，這樣想也沒關係嗎？和其他媽媽相比，我好像沒那麼疼愛孩子，會很奇怪嗎？我是壞媽媽吧。我現在該怎麼辦呢？」由於極度的不安和混亂，我向好友詢問，並在 Mom Cafe 上傳了各種諮詢抱怨文章，像是：

心情筆記

2017 年 7 月

· 新生兒時期是最辛苦的嗎？還是會愈來愈辛苦呢？

· 如何建立混合餵養模式？

· 接種肺炎鏈球菌疫苗後會發燒嗎？

· 沒有睡眠訓練，也能躺著入睡嗎？

· 一定要建立吃－玩－睡的模式嗎？

· 孩子幾點玩耍？幾點睡覺呢？

· 在孩子滿一百天之前，媽媽總是睡眠不足是正常的嗎？

2017 年 8 月
· 我在娘家做完月子回到自己的家，但我很想念媽媽……
· 育兒真的太難了……
· 生完孩子一直想念媽媽……
· 我想只有自己是無法好好照顧孩子的人。我害怕孩子晚上的「睡前戰鬥」。
· 我應該在孩子半夜醒來時餵母乳嗎？
· 據說泌乳激素會干擾自律神經系統。如果不餵的話，憂鬱感就能減輕嗎？
· 有媽媽曾經歷過產後憂鬱症嗎？請問是什麼時候？以及如何走出的呢？

請給我一些建議和希望。
我做了兩個月的月子後回家了。當我唱著媽媽的搖籃曲時，當我想起媽媽討厭的行為時，

當我看著媽媽用過的嬰兒用品時，當我覺得好累，媽媽起來找我時……。我真的太想念媽媽了，我快要瘋了，哭到無法自拔……。我必須將注意力集中在孩子身上才對，但整日以淚洗面，真的很對不起。

　　我為了尋找那些曾經歷過，連我都無法理解的感受的人，加入了許多媽媽們交流的平台，並在上面留言和提問，如此度過那段艱難的時光。

　　〈寶貝鈴鐺〉、〈迎接滿月〉、〈島上孩子〉等這些媽媽唱得非常好聽的搖籃曲，萬萬沒想到，我和我的寶貝，還有我媽媽聽到的那些優美動聽的歌詞，竟然是這樣刺痛我心扉的詩篇。當我聽到一位甜美的母親抱著嬰兒邊唱歌邊微笑時，就會感到非常痛心。因為那位媽媽長得非常漂亮，讓我不禁想知道，那位媽媽以前到底是漂亮到什麼地步？無論歌曲是甜美或是傷感，因為現在感覺很幸福，所以總有一天會想念現在這個幸福的瞬間。心存感激地看著漂亮的媽媽，但現在的我無法給她零用錢，也不能爽快地為她做點什麼，只能痛感過去的歲月。

說出煩惱，
勇敢接受諮詢吧

　　我決定去提供免費諮商的健康家庭支持中心（現家庭中心）看看。雖然擔心會不會遇到熟悉的面孔，但現在不是顧慮這個的時候了。作為心理師，我很清楚諮商是有幫助的，我很清楚知道，**並不是因為有問題才需要接受諮商輔導**。

　　「孩子很漂亮，但我總是在哭」是我開口的第一句話。接著回答了幾個問題後，只要填寫一份申請表，就可以免費諮商十次。我記得那時我很高興能夠講述自己的事。

　　接待人員詢問是否要指定有養育孩子經驗的女性諮商師。我和他說：「任何人都可以，但我希望是能理解我經歷的人。」我打電話給家庭中心，詢問是否還有我的紀錄，但他們不能透露細節，所以只告訴我一部分。在我的日記中，我與諮商師一起制定的目標是──**培養作為母親的自信**。同樣，我的掙扎是可以理解的。「我沒有作為母親的信心。我想用一種更輕鬆、更自在的方式去接受這種情況。」

　　當我接受諮商時，諮商師的方式和我想要的不符，所以

我在第五次就結束了諮商。儘管如此，我還是喜歡在諮商過程中，可以自由地畫出自己想畫的東西。

我懷念在結婚之前，和娘家的家人一起去關島旅行的日子。那是一望無際的碧綠大海，我想起我們走在沙灘上的場景。這是我為了父母和弟弟，共四位家庭成員所預訂和準備的旅行，所以我記得每當爸爸媽媽開心時，我就會感到相當自豪。我無法用語言表達我是多麼高興能扮演一個角色，並實現自己的目標。但現在的困難點是，我怕再也做不到了，害怕不能孝順、害怕不自由、害怕賺不到錢。

無條件的傾聽和尊重，
最令人感謝

　　一個醒著的嬰兒哭著表示他肚子餓了，而我面前有奶瓶和奶粉罐，但我卻只是呆坐著，茫然地看著那些物品。孩子的哭聲不斷地傳來，我必須起身去泡牛奶，但身體卻不聽使喚，很想直接倒下去。「我沒有信心做這件事，希望有人能替我做。我想逃離這一切，好想就這樣直接倒下。」然後我發現自己一動也不動，儘管孩子的哭聲愈來愈大。我驚覺不能再這樣下去了，我現在的狀態並不是自己的意志，孩子如果繼續待在這樣的我的身邊，他會死掉的。

　　我打聽到衛生所有附設心理健康福利中心後，人生第一次抱著孩子坐上了公車。我不記得在等待諮商的期間，都做些了什麼，然而，我懷抱著希望去心理健康福利中心講述自己的情況，因此克服了距離的問題，搭上了公車。

　　當諮商結束後，換好衣服紮好頭髮，轉身看到孩子趴著，像是在說：「媽媽，你有看到我翻身的樣子嗎？」臉上掛著燦笑，抬著頭，十足可愛的模樣。時間就這樣過去了。我覺得自

己快要撐不住的時間，依舊撫養著孩子，孩子也正在長大。

當孩子身處於陌生空間，遇到陌生人時，就會開始哭鬧。媽媽哭了，孩子也哭了。給人溫暖印象的男性諮商師，一邊用嬰兒背帶安撫著孩子，一邊繼續講著故事。

心理師使用一種稱為「**自我揭露**」的技巧，就是對於從對方那裡聽到的遭遇、經驗，給予類似經驗的感受與回應，效果非常的好。雖然不是可以引導人深刻洞察的技術，但能讓來訪者意識到「**我並不是唯一這樣的人**」，並提供安慰。諮商師也自我揭露了一件事。當他和妻子談論著之後如何撫養剛出生的孩子時，他能夠盡情地哭泣，沒有任何譴責或懲罰。那是一段令人非常感恩的時光。

如果在日常生活中想哭泣時，我們會受到多少人的譴責呢？想哭時，給予安慰的人大部分都會說一句：「別哭了。」但諮商師說：「你哭吧！哭也沒關係的，我會陪在你身邊，直到眼淚止住為止。」聽到這這些話時，我忍不住放聲大哭，從而找到安慰。從諮商中能得到的，以及諮商師分享自己所經歷過的事，都是「**無條件的積極尊重**」。

此概念是「當事人中心治療法」創始人羅傑斯（Rogers）所提出，他首次使用了「諮商」一詞。他說：「個人的主觀體驗，即使在他人看來是不恰當和陌生的，也值得充分尊重，因為這是他體驗到的真相。」你不必為哭泣或痛苦找理由，只要

接受它，我們就有力量開始探索真正的自我，尋求發展。

當走出諮商室時，發現自己身處於一個，必須解釋並說服自己相信自我行為的世界。我很擔心在高溫下被抱在懷中的孩子。衛生所附近有一家賣紫菜飯捲的店，剛剛因為說了很多話，感覺非常餓，所以想買一條飯捲回家吃。如此一來，回家後就不必一邊做飯一邊安撫寶寶了。我心想：「買一條紫菜飯捲後再搭公車，應該沒關係吧。」事實上，我沒有必要尋找如此冗長的理由。賣紫菜飯捲的店就是為了想買紫菜飯捲的人才營業的，而我就是想吃紫菜飯捲。

但是，我哭得眼睛和臉都紅了，點紫菜飯捲時卻聽到老闆說：「這麼熱的天氣怎麼還帶孩子出門啊！」當我解釋因為有事才出來的，請老闆快將飯捲給我時，老闆說：「小孩很熱吧！還用嬰兒背帶也太悶了！快點回去！」「好的，真對不起，我讓孩子這麼熱。但你知道我好像快死了嗎？你甚至不知道我為什麼會來這裡，我是為了活下去才來的……。有孩子的媽媽在這種大熱天，連一條紫菜飯捲都不能買來吃嗎？！」

我忘記自己是像機關槍，還是含糊其辭地回答對方。我不是一個分不清深情的嘮叨和冷漠斥責的人，但是紫菜飯捲店掛著招牌，應該是等著客人上門才對啊！難道歡迎其他人購買紫菜飯捲，但對於一個抱著孩子掙扎著求生存，尋求諮商輔導後，想藉由一條飯捲來抵一餐的母親，有什麼好指責的呢？

專家也會情緒失控，
請不要怪罪自己

當我說想繼續諮商時，衛生所幫我介紹了一位專科醫生。在等待專科醫生時，我不想被任何人看到。因為長髮大波浪的髮型，對產婦來說是一種奢侈，所以我將頭髮剪短了，我不想讓任何人看到綁馬尾的短髮，以及適合母乳餵養的破舊T恤。但無論是誰都好，拜託請拉我一把吧！我是否能好起來呢？希望有人能幫助我⋯⋯。

在與專科醫生進行諮商和簡單的心理檢查後，負責人建議我去精神健康醫學科看一下。「我很嚴重嗎？」「您現在不是按照自己意志的狀態，還是一直持續在哭泣⋯⋯。」聽完說明後，我這才意識到雙頰上的淚水。**「原來是不按我的意志發展的狀態啊！就算用力，也沒有力氣。原來我沒有做錯，也不奇怪。」**被建議進行精神健康諮詢時，驚訝的是，我竟然感到安心。

精神健康醫學科醫生說：「我也生了兩個孩子，兩次都得了產後憂鬱症。」「真的嗎？真的嗎？」「是的，我馬上就吃

藥了。」這不是我的錯，我不醜也不軟弱的想法更加堅定了。雖然我是一名心理師，也學過心理學，但我覺得分娩後不能控制情緒的這件事，並不能怪罪自己。精神科醫生也吃了藥，看著有同樣經歷的醫生現在坐在我面前，微笑著治療患者，讓我燃起了自己也能痊癒的希望。一個經歷過產後憂鬱症且痊癒的人，就坐在我面前！

「睡眠不足的話會變得更憂鬱。還有陽光和散步，這些都會有幫助的。」醫生補充說道。就這樣，第一次拿到藥後，我開了家庭會議。

「現在的狀態如果不服藥的話，可能很難痊癒。但是聽說吃藥的話就要斷母乳了。」爸爸說去醫院看醫生是「了不起」的行為。不管我做什麼都說了不起的爸爸，這次也要相信他。但我很擔心，因為爸爸很瞭解我的個性。「怕你會因為斷母奶而感到自責，才和你說這些話，要不要回家住一陣子呢？」在爸爸的提議下，我感到非常安心，至少我和孩子都不會死。丈夫說想到我會一個人待很長時間，為此擔心。我決定晚點吃藥，先去我爸媽家，看看接受父母的幫忙，症狀會不會好一些。

嬰兒床和旋轉搖鈴、安撫搖椅、奶粉和奶瓶、奶瓶消毒器具和衣服等，全都裝進爸爸的車裡了。這感覺不像是衣錦還鄉，更像是受傷的運動員被迫退役。爸爸滿頭大汗從車上卸下

行李，一件一件地搬上六樓。我感到遺憾、感激和安心，我想住在這裡一輩子，但我不能厚著臉皮說謝謝。收到太多的幫助，覺得無法抬頭挺胸、昂首闊步地過日子，這是一種無能、造成別人的負擔，以及痛苦的感覺。但我已無路可逃，只好眼一閉，決心依靠父母。

沒關係，會好的，會沒事的……。由於每天無數次發作的焦慮不安，我終於決定開始服藥了。從那天起，就不能以母乳餵養孩子了，唯一可以給孩子的是配方奶。

我抱著孩子，看到外面的暮色，心裡有些歉意，就把孩子抱得更緊一些。不管那天是否有下雨，不知怎麼的，總覺得窗外好像正下著大雨。

Keep going！
練習切斷消極想法

　　雖然做到了哺乳和哄孩子睡覺等養育孩子所要面臨的課題，但我的思緒似乎神遊到了別處。即使安穩，仍然感到茫然、想哭以及愧疚感，擔心自己是否真的能痊癒。我渾身散發著黑暗氣息，哭著、笑著，瑟瑟發抖。然後突然想起了醫生的話。「媽媽，我要朝著陽光去走走。」

　　「我的媽媽是世界上最好的，有如地闊天長。」這句是在卡通《奔跑吧，哈妮》³ 主題曲中的一句歌詞。田徑選手哈妮將對母親的思念昇華為跑步，我決定將自己的沮喪昇華到步行之中。但事與願違，我發現自己是為了更自由的大哭，才開始走路的。自由時間就像是為了可以自由哭泣一樣，使得我無法好好享受這段寶貴的時光。

　　頭腦想著：「即使結束這一切，也不會改變任何事吧？」

3　譯註：是韓國漫畫家李珍珠（이진주）以跑步為題材，在漫畫雜誌《金銀島》自 1985 年連載至 1987 年的運動漫畫，並於 1988 年改編成動畫電影。

我透過過去的回憶，將自己的情緒最大化。

我父母的家在原都心，是個隨處可見，充滿著舊日回憶的小鎮。無論走到哪裡，我仍然會對童年和未婚的日子感到記憶猶新、歷歷在目。「那條是我下班走的路。下班後，我會去買衣服、盡情地聽音樂、和丈夫在那邊約會……。」「那是弟弟念過的學校。記得和父母去弟弟的畢業典禮那天，我聽到媽媽和別人聊著孩子的成績、補習班等話題。」「我真的很討厭媽媽們聚在一起說話。」

我想起了曾對母親說的話，那是我對媽媽感到心寒、鬱悶時所說過的話。媽媽，您應該很受傷吧？對不起，我太不懂事了……。走著走著，看見了我的母校。放學回家的路上，我邊吃垃圾食物邊慢慢地回家，到家時，看見媽媽正在客廳看電視。我想回到那個有人等著我，並能好好休息的家。

無論怎麼走，眼淚就是止不住。走了這麼久，維生素 D 應該是充分攝取了，到底需要接受多少陽光的照射，才能使維生素 D 被吸收並發揮作用呢？愈走愈難過，就愈應該停下腳步。

我試著回想是否還有尚未聯絡的熟人或老師，這讓我想起了一位以前一起鑽研專業書籍的諮商心理學家。「老師，您見過很多憂鬱症患者吧？我有產後憂鬱症……吃藥會好嗎？」老師秉持著同理心，溫暖地給予回應，並向我講述了自己的經

歷。他說不曾看過我展現憂鬱的一面，應該是荷爾蒙的問題。

老師給了我非常大的安慰，他補充說明服用藥物有幫助，**而且練習切斷消極的想法**也非常重要，因為當情緒低落時，人的想法很容易往消極的方向流動。老師親切地傳達準確的訊息，給予了我極大的力量。

去第二次領藥的那天，和爸爸出門的時候，我對媽媽說：「我出門囉！」不禁又開始淚流滿面。我很想像以前一樣再次說這句話，就像和爸爸出門去上班，或是上學時一樣。我想要出門後，能回到有爸爸媽媽的家。我想繼續在那種溫暖中被保護著，想讓自己再度變成小孩。這在心理學上稱為**退化作用**（Regression）。這是一種在壓力大的情況下，試圖回到童年的現象。回到父母家，對我來說似乎是一種退化作用。

但是，結束工作回家後，感覺又養了一個大女兒的媽媽，在不知不覺中，漸漸開始發火了。「別人都在做的事情，為什麼只有你這樣呢？再加油。如果你只是要靜靜地哭，那就幫忙煮飯和洗衣服吧。」聽了媽媽的話後，我不禁懷疑別人是否也會這樣，也許是我的問題。但我真的不是故意的，我也在努力……媽媽說是因為現在的媽媽育兒實在太方便了，所以才會那樣的，叫我使用布尿布、背《般若波羅蜜多心經》，試試看狀況會不會好轉。

▪ 診療紀錄

產後第一百天

C.C

孕期：隱隱約約有種不安的感覺，臨盆開始加重。

分娩後：情緒波動劇烈。對成為母親感到焦慮。擔心育兒。對所有一切沒有信心，淚流不止。只是聽首歌就會淚流滿面，無法控制。

2017年9月1日（初診）

C.C

產後憂鬱症

處置（Treatment）：

Salopram Tab. 10 毫克、Zanapam Tab. 0.25 毫克、個體心理治療（支持性治療）

2017年9月13日（複診）

C.C

住娘家也覺得累，雖然很好，但覺得在娘家生活是最後一次的想法油然而生，總是流淚，感到痛心。

處置（Treatment）：

敏特思膜衣錠（Brintellix Tab）. 10 毫克、Zanapam Tab. 0.25 毫克、個體心理治療（支持性治療）

2017年9月20日（複診）

C.C

週末時覺得自己進步了很多，但悲觀的想法再次產生，不禁悲從中來，淚流不止。「如果父母突然發生了什麼事，該怎麼辦呢？」這樣的無用想法讓我變得焦躁不安。

處置（Treatment）：

敏特思膜衣錠（Brintellix Tab）. 10 毫克、Zanapam Tab. 0.25 毫克、個體心理治療（支持性治療）

2017年9月27日（複診）

C.C

症狀整體上有改善。加強支持、鼓勵與安慰，建立治療聯盟。

處置（Treatment）：

敏特思膜衣錠（Brintellix Tab）. 10 毫克、Zanapam Tab. 0.25 毫克、個體心理治療（支持性治療）

2017年10月11日（複診）

C.C

已非常穩定。產生了是否可以不吃藥的想法，決定減藥。

處置（Treatment）：

敏特思膜衣錠（Brintellix Tab）. 10 毫克、Zanapam Tab. 0.25 毫克、個體心理治療（支持性治療）

2017年11月8日

C.C

感覺痊癒了。

處置（Treatment）：

敏特思膜衣錠（Brintellix Tab）. 10 毫克 1114

2017年11月22日

C.C

狀態穩定，結束治療。繼續支持、鼓勵與安慰。

處置（Treatment）：

敏特思膜衣錠（Brintellix Tab）. 5 毫克 117

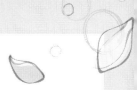

藥物治療 Q&A

Q. 一旦吃了憂鬱症藥物，就得持續吃嗎？

A. 抗憂鬱藥不會產生耐受性，因此很少出現戒斷症狀。然而，即使最初的症狀有所改善，也應連續服用三至六個月。

Q. 聽說即使吃了憂鬱症的藥也沒有效果，這是真的嗎？

A. 抗憂鬱藥不會立即起作用，需連續服用兩週才能維持心靈平靜、找回活力。如果症狀嚴重，無法等待兩週的話，也可以開短時間的抗焦慮藥和鎮靜劑，以緩解失眠、焦慮、煩躁等症狀。此外，抗憂鬱藥的種類很多，每個人適合的藥物也不盡相同。因此，如果服藥後仍無改善，不要氣餒，可以請醫師開另一種處方簽。

Q. 聽說憂鬱症藥物的副作用很強，這是真的嗎？

A. 一種藥物在上市前，需要經過十年以上的臨床試驗，會進行相當嚴格的實驗，來驗證藥物的有效性，並消除可能的副作用，核准的過程也很繁瑣。因此，即使有副作用，大多數都是輕微的。

心理諮商資訊

撇開心理師身分，作為一個來訪者，當遇到困難時，可以選擇和嘗試的最好事情之一，就是「心理諮商」。積極看待現狀，淨化情緒，透過嘗試尋找各種方法來解決問題，才有可能改變。**即使問題本身沒有辦法解決，但如果瞭解自己並從他人那裡獲得洞察經驗，心情也會變得比較輕鬆。**「所以我才會這樣呀！」的意識，幫助我保持客觀，而不是在重複出現類似困難時陷入困境。

即使是令人失望的諮商過程，無法緩解你的煩惱，但仍能幫助你度過憂鬱的黑暗時期。事實上，「必須每週做一次心理諮商，才能真正瞭解這顆心」的期望，讓我堅持了一週，知道有一個可以暢所欲言的地方和對象，就是我的力量源泉。還有，透過心理諮商，可以瞭解孩子和照顧者的性格、目前的心理狀態（憂鬱、焦慮等）、優點、育兒態度、育兒壓力等。

1. 各地區免費諮商機構

- 社區心理衛生中心
- 心理衛生中心
- 健康家庭支持中心（家庭中心）

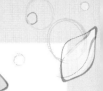

2. 各地區代用券服務

各地區根據年齡、所得水準等條件，按一定比例營運心理諮商收費支援服務。主要由社區服務支援團／居民福利科等監督，可在市民活動中心申請。成人的話，提供六個月每週一次的諮商支援，申請時可能需要提供資料，所以最好事先瞭解（編按：臺灣亦有各縣市社區心理諮商服務）。

3. 媒體諮商

如果難以定期接受心理諮商的話，可以不限時間、地點使用以下服務進行諮商。我自己是使用「Trost」[4] 的聊天諮商服務來減輕內疚和焦慮。

・Trost：文字（聊天）和電話諮商
・Mind Cafe：文字（聊天）和電話諮商

4. 收費諮商機構

由於通常一週要前往一次，所以最好選擇交通便利的機構，且心理師要持有韓國諮商心理學會或韓國諮商協會的執照。透過電話諮商、掛號諮商等管道，詢問想瞭解及好奇的問題，確認後再選擇。

4　譯註：韓國線上心理諮商服務 App。

PART 3

產後憂鬱·
第二幕

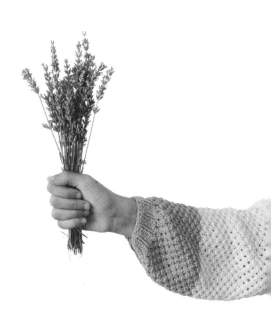

藥物能治標，
剩下的還得靠自己

　　服用了藥物，搬到稍微大一點的房子後，像洪水一樣氾濫的眼淚漸漸平息。既然要恢復失去的能量，我只能顧不上廉恥地全盤接受，從四面八方送到的，遭洪水沖走的空虛心靈的救援物資。

　　像是會表示「寶寶很漂亮、你做得很好」之類的讚美，或是即使我帶著孩子，也不會對我露出不愉悅的表情，能親切地陪伴著孩子的人；還有說會幫忙照顧孩子，讓我快點吃飯、瞇一會兒，這些溫暖的關懷的人；以及會說想念孩子，要我定期傳照片，並且看著話題和成就只剩下孩子的我，卻一直在我身邊的朋友，都給了我很大的支持。

　　在三個月的藥物服用期間，之前墜入萬丈深淵的感覺，以及那些負面和不斷哭泣的症狀，得到了緩解。我為了寫書，而去拿病歷資料的時候，醫師對我說：「目前算是恢復得差不多了。**一般來說，藥差不多要服用六個月以上才能看見效果。育兒壓力和夫妻間的衝突，會導致慢性憂鬱症的發生。**」

憂鬱感並沒有完全消失，但我想我已經擺脫了無助和不知所措的情緒。感覺回到了原來的自己，隱約覺得好多了，也能在一定程度上做出客觀的判斷，在某個時候停止消極的想法，眼淚也不再無緣無故地流淌。如果說以前，憂鬱症像是洪水一樣向外湧出的話，那麼現在已成為可以控制的程度，不會隨意地向外流出。

我的產後憂鬱症是由於**荷爾蒙變化**，加上睡眠不足和缺乏維生素 D。除了主要的生理因素外，再加上分娩時，失去了女性氣質的**羞恥感**，以及失去了與丈夫的親密時光和人身自由的**喪失感**。

沉浸在「原來媽媽也是這樣養大我的」的震驚之中，以及無法表達感激之情的內疚和遺憾，對自己是否能成為一個好母親感到焦慮，以及是否能對一個孩子負起一輩子責任感到有負擔，害怕這種情況會一天天持續下去。

放大憂鬱情緒的消極想法，和對於作為一個母愛不足之母親的內疚和羞恥感，如海浪般席捲而來。如果只是水流，還可以避開，如果是被潑水，還能擦乾，但如果是在毫無預警的情況下被波浪攻擊，那就只能掙扎。

顯然地，我是藉由藥物才被解救出來的，但並不是已經完全脫離了岸邊。

衣服仍舊溼漉漉的，全身疲軟，好像哪裡堵塞住了一樣。

生活漫無目的，沒有方向，用呆滯的眼神望著窗外的時光還在繼續。潮溼的衣服及胸部，必須經常擦拭和保持乾燥，但現在已不是波浪襲來的程度，而是像偶爾被水流拍打一般。不是一堆情緒，而是一點點分離的情緒。

「不能和我說聲
辛苦了嗎？」

　　搬進來後，孩子呼吸時開始發出咻咻聲。在喝奶和吃副食品時，咳嗽咳到吐了出來。不好的預感成真了，是細支氣管炎，經過幾天的藥物治療，孩子還是住院了。週六上午，老公回家收拾東西，我就抱著孩子辦了住院手續。從一個樓層移動到另一個樓層，再從一個樓層移動到另一個樓層，移動過程中還得安撫哭鬧的孩子。

　　當看到一個八個月大孩子打點滴的過程時，我的心都碎了。因為孩子的血管較細，幾名護理師一直無法成功上針，最終護理長被叫了進來，隨後丈夫也到了。抱著一個對針頭恐懼的孩子住院，這讓我壓力非常大，也對往後住院的日子感到不知所措。因為孩子還不會站立，所以抱著時，我必須小心不讓針頭掉下來。要在狹窄的房間裡照顧打著點滴的孩子，對我來說真的很吃力，有如搏鬥一般。

　　要怎麼去洗手間？要怎麼吃飯？當我問丈夫是否可以休假時，他的表情看起來是想都不敢想。我請丈夫幫忙買三合一咖

啡回來，要說我是一個只顧自己要喝什麼的自私自利女人，或一個不成熟的母親也沒有辦法，因為三合一咖啡就像是要壓榨體力和意志力的宣言。

週末過後，我們搬到了單人房。於是，帶著孩子在病房裡的生活正式開始了。媽媽說能理解老公，叫我也要體諒。「不用擔心，我們可以去幫忙。」我似乎又在父母的家庭中成為了「我們」。

爸爸媽媽每天都來，但我無法如此安心地依賴他們。因此，整個住院期間，我向父母和丈夫，尤其是丈夫，放大了「依賴與獨立之間的衝突，作為接受者難以恰當地表達自己，以及由此產生的內疚感」。我向剛買吃的東西回來，手凍到不行的丈夫傾訴：「為什麼都是我和我爸媽在做，但其實我最想要的，是從你那裡得到關心。」

我想得到丈夫的理解，我想聽到丈夫對整天照顧生病孩子的我說：「**辛苦了，謝謝。**」但是，丈夫的個性是在他感到抱歉時，反而會發脾氣。聽到我這番刺耳的言語，也許感謝之情已消失殆盡。

從丈夫的角度來看，他並不是因為只顧著玩樂才不在身邊，只是我們各司其職，為什麼卻唯獨要他向老婆說辛苦了，會覺得很冤枉。**其實，我並不是孤軍奮戰，也有人在身旁幫助，儘管如此，我還是為丈夫不理解我的感受而深感難過。**

最後，我對丈夫說出了：「我到底該怎麼告訴你我過得很辛苦？要我去死你才會知道嗎？」這種可怕的話。我曾想過如果自己死了並消失的話，丈夫就會代替我做了所有一切，到時就知道我並沒有撒謊，也不是無病呻吟。

　　丈夫震驚片刻後開口說道：「怎麼能說出這種話？不要說這種話……」，並一邊安撫著我。雖然丈夫抱我時我總是哭，但話要說到這份上，他才能明白我有多辛苦，我開始為自己之後的日子感到害怕。

　　鬱悶的心快要炸裂了，我走到醫院大廳想找地方坐一下，找到一張沒人坐的椅子，並翻開一本雜誌。大廳裡平靜的白噪音、冰冷的氣息，是不需要回應任何人也無妨的寂靜。這時，腦海中湧現出以前不知道在哪裡，曾獨自一人不發一語坐在椅子上看雜誌的記憶。

　　「是在國外哪個飯店呢？銀行？這感覺好熟悉，好像回到了從前的我……」，竟然只是透過這個簡單的動作，就感覺變回了原來的我，而如此簡單的動作，現在的我卻無法做到。

　　當被告知可以出院時，我收拾好東西便回家了。父母在客廳整理行李時，我在房間哄孩子午睡。忽然聽見有什麼東西在嘎嘎作響，原來是沖洗全部的奶瓶的聲音。有那麼一瞬間，我被「又剩我一個人了」的想法壟罩。

　　「在丈夫回來之前，我必須馬上去睡覺，不然孩子醒來

後，又是一番折騰了，我又必須自己一個人做所有一切。」現在睡覺是最重要的事，於是我請父母安靜一點。然而，母親卻傷心地離開了家。這讓我回到了我心中非常害怕的那一刻——害怕被拋棄。「我那時一定瘋了。」於是我責怪自己，並打電話向媽媽道歉。

藉由搬家，買了新婚時沒有買的傢俱和家電，就像發了財一樣非常開心，但那暫時忘記的憂鬱感，卻在孩子出院後再次經歷。我對於接受諮商的需求變得非常迫切，但費用並不便宜，因此我省吃儉用，付了兩次線上心理諮商的費用。

是不是只有
我的生活變了調？

　　和丈夫的矛盾，在寶寶一歲生日前後變得愈發強烈。我因孩子住院而覺得難過，兩人對孩子第一個生日派對的看法又不一。第一次生日會後，緊張的情緒得到釋放，身體感到非常痠痛。然後有一天，我對丈夫和別人約好外出這件事非常不滿，就和他大吵了一架。吵架過程中，彷彿世界只剩我們兩人的戰鬥，我已將整個世界的宏觀問題拋諸腦後。這是一場彼此成為最大敵人和對手的戰鬥。

　　這場悲慘的戰鬥，就像任何一對處於育兒關係中的夫婦一樣，**我們計較著誰受的苦比較多？誰能睡得更久？誰能睡得更晚？誰更自由？誰對家庭經濟和育兒上付出更多？誰洗衣服和洗碗的次數更多？**

　　雖然現在的失業率很高，但到底為什麼要在公司工作十二個小時，搞到眼睛都紅了。為什麼一個人的人生除了工作之外，很難在其他領域取得平衡，也沒有時間討論和參與社會議題。

孩子是一起生的，但好像只有我一個人在撫養，而且孩子還不是跟我，而是跟別人的姓。為了照顧孩子無法外出賺錢，我感到很鬱悶，也對工作斷層感到非常不安。被人誤會不用外出工作，在家帶孩子很輕鬆時，心裡更是委屈。財務支出的問題，也是我們爭吵的致命原因。如：水電費、生活用品費，以及根據孩子的發育情況，去尋找和購買各種嬰兒用品的費用等。這些養育孩子的費用，以及作為行使自主權的手段——咖啡、甜點、外賣的消費量正在增加。丈夫質問我為什麼信用卡費會這麼多，提醒我這個月要節儉一些，感覺他好像在批評我為什麼花這麼多錢。

我埋怨丈夫過著和孩子出生前一樣的生活。當丈夫在週末起得有點晚時，我就會一肚子火。晚上不叫醒他，自己一個人顧孩子是對他的體貼，但看他週末沒有早點醒來，起床後一副世界上就他最辛苦，還在伸懶腰的模樣，看了真的很生氣。丈夫不可能不知道我在氣什麼。當然，丈夫一天到晚都在工作，週末也睡得很好，但和以前相比，其實連睡眠都不夠，努力地想起身，看到我生氣的臉，他也覺得生氣委屈。其他人說，即使在有了孩子之後，還能像以前一樣喝酒和釣魚，繼續享受著自己的愛好，丈夫覺得自己已經很克制出門的次數了，看到我眼睛冒火，還感到非常納悶。

丈夫好奇他做的這些，難道不都是為了家人嗎？但每次都

要承受對聚餐和加班的罪惡感，以及肩負起家庭經濟重擔，卻還是受到指責，這些委屈都讓他感到很氣餒。

以前在父母這一代，在外面工作的人是最辛苦的，回到家後，妻子會做好熱騰騰的飯菜，微笑迎接。但現在先生一回到家，只能面對臭臉妻子，他對於這樣的我感到很生氣。我在只對「歸來」的人有所款待這一點，一直都有疑問。我不解為什麼不能對無法出門，只能在家裡和孩子搏鬥的人說一聲：「辛苦了！」

丈夫當時只有週末有時間照顧孩子，對育兒瑣事沒有強烈的責任感，也許只覺得我像是一個只要求他人瞭解自己的孩子。但無論我的主張多麼有理，先道歉的人總是我。**我討厭再次獨自被留下**，在育兒的時候，我喜歡有人在身邊，無論是討厭的或是無法幫上忙的人都無妨。只要可以交談、討論、抱怨、開玩笑，以及讓我能夠安心進食，而不必像逃命一樣地去上廁所。當手臂因抱著孩子而疼痛時，有人可以幫忙分擔，也會讓我感到安心。

在和丈夫的關係中，毫無疑問地，我絕對是必須在家等待的人。如果丈夫有事，也絕對會將孩子託付給我。我想像著和丈夫吵架後，他生氣離開的場景。我害怕孤獨、爭吵和冷戰。這像是一場負責撫養孩子的人，似乎總是處於劣勢的鬥爭。

但是，透過與丈夫多次交談，我們彼此瞭解對方的難處。

我不是沒有工作過，所以我試著去理解他的疲憊和委屈，最後我安慰自己，我才是看到孩子最可愛時期的人。最終我露出了笑容與丈夫擁抱，並告訴他我需要他。我正試圖以某種方式與他建立連結，讓我焦慮的心情得到休息。

當寫這篇文章時，我終於看清楚了自己與家人之間的**依戀類型**，看到了觸及我的自責感和羞愧心的那一個點。我覺得自己無能，因此想在關係中依賴他人。

產後憂鬱症是由荷爾蒙變化引起的，在應該我、理想我和真實我的爭鬥之中，與原生家庭、夫妻關係所伴隨而來的成長痛，是必須經歷的事。對欲望的認知、適當的自我表達、關係的理解，以及界限的設定，這些都是過去難以接受或放棄的事。然而，我不知道如何表達自己的難受，因為我在育兒過程中非常需要別人的幫助。但接受他人幫助是不舒服的，我也不知道自己需要多少幫助。

大家都告訴我，要盡可能地尋求幫助，說這都只是一時的。聽到「只是一時的」這個說詞，不禁開始擔心：「萬一以後後悔了，該怎麼辦？如果無法回報我得到的幫助，該怎麼辦？」儘管如此，父母的話總能安慰我。當我請求他們幫忙照顧孩子時，他們總是很樂意地說：「你找我們幫忙，我們當然要去啊！」這是全天下父母的共同思維。當我們總是想到「以後」時，其實唯一需要關注的，就是「現在」。

照顧好自己
是一種「責任」

當孩子生病時，我的心沉了下去。「是從什麼時候開始的？也許是因為沒幫孩子蓋好被子，也許是那天去了那裡，我應該要再小心一點才是……」，當我看到孩子因鼻塞而掙扎時，感到很抱歉，這都是自己的錯。感覺就像一束非常鋒利的針，刺進了我的胸膛。

為了接受藥物治療而斷奶，是活下去的選擇，但也留下了後遺症。如果孩子生病了，我就會認為是不是自己太弱，還是因為母乳餵得不夠。雖然沒有數據可以驗證，但即使有，我也不會注意到。

但難道只有愧疚感嗎？至少帶孩子去超市或文化中心，或是認識有孩子的朋友，一起聊天的放風時光是開心的，如果連這些事都無法做到，只能被綁在家裡的話，真的會非常絕望。孩子會更加哭鬧，不吃飯也不睡覺。好像在這個世界上，只剩我和孩子在房間裡搏鬥一樣，時間久了更令人沮喪，也更加疲憊，更想睡覺。

我竟然用「絕望」這個詞來形容這樣的事情。並不是說孩子得了不治之症，相信其他人聽見，一定會覺得我吃飽撐著沒事做，但那時我認為這就是全部。彷彿我將廣闊的世界置之一旁，活動的範圍只剩家裡，視野也被局限住了。

　　自從孩子住院後，我對孩子生病的跡象感到恐懼。「如果又住院了該怎麼辦？還有那狹窄的地方……」，我也害怕和丈夫再次發生衝突。「我想要的，比丈夫能給我的還要多……」，好險孩子沒有住院，雖然生病了，但能吃就好；雖然發燒了，只要不痙攣就好了。當孩子生病時，就會意識到無聊和沮喪的日常生活，是多麼地幸福和平靜。

　　我應該要做得更好，應該要更妥善地照顧，我錯過了，為什麼會這樣？這種**自我批評**在憂鬱感來臨時最為強烈。我在丈夫面前哭著反覆說道：「我很抱歉，感謝你忍受了無數次。」我想告訴孩子：「如果你媽媽是別人，如果媽媽沒有產後憂鬱症，如果媽媽很會做菜的話，如果媽媽不自私的話，你會不會更幸福呢？」雖然想說我愛你，但「這麼憂鬱且自私的愛，真的是對的嗎？用意志力也無法克服疲憊的體力，這真的是愛嗎？」當說出我愛你時，我對這種矛盾感到相當自責。這是種自我厭惡、自責、自我懷疑。

　　這種時候需要的是「自我憐憫」。**自我憐憫是指在經歷痛苦時，不是嚴厲地責怪自己，而是溫和地照顧自己。**前者對走

出憂鬱並沒有任何幫助。羅納德·西格爾（Ronald D.Siegel）的《在心理治療中，智慧與慈悲的作用》（*Wisdom And Compassion In Psychotherapy: Deepening Mindfulness In Clinical Practice*）中說：「當知道憂鬱症從來不是自己的選擇，並理解不是自身的錯時，我們可以克服與懦弱、不恰當，或無價值感等相關的羞辱感和自我譴責。」還有「被愛、被體諒、被支持的感覺，是滿足和健康的最重要因素之一。」

那麼，誰能給予這份愛、關懷和支持呢？正是我們的家人、親戚、朋友和熟人、心理師，以及各種機構和服務。當中最重要的人，就是現在最愛的人，就是那個熱衷於照顧別人的人——我自己。

當忙於照顧孩子時，要如何以及何時照顧自己呢？可以花點時間來回想一下自己的感受和狀況，並寫下需要的內容。別忘了，你是一個需要被照顧的人，**照顧好自己並不自私，而是責任，從長遠來看對孩子也有好處**。妮可·勒佩拉（Nicole LePera）在《全人療癒》（*How to Do The Work: Recognize Your Patterns, Heal From Your Past, and Create Your Self*）中說道：**「父母能為孩子做的最好的事，就是花時間和精力照顧好自己。」**

孩子會將和父母的相處過程，經由共同調節內化成自己的一部分。「如果不對自己表現出慈悲，我也不可能對你（他

人）表現出真誠的慈悲。」要知道真正的慈悲是什麼，才能對他人投以慈悲的目光。我們為何總是要「嚴以律己，寬以待人」呢？

陪伴我們時間最長的，就是我們自己，因此得對自己寬容、厚道。你必須給自己一些愛、安慰和鼓勵的話。作為世界上最可愛孩子的母親，你值得這份愛。

一起做做看

保持慈悲
....

1. 以放鬆的姿勢坐下，舒適地呼吸。慢慢感受節奏，將呼氣時間拉長一點，讓身體逐漸放鬆。

2. 每個人都為幸福而奮鬥，我們也一樣。我們無法控制發生在自己身上的一切。身而為人都有弱點，不應該被指責。

3. 想像一位你知道的，富有同情心和智慧之人的臉龐。不認識的人也好，名人也罷。

4. 想一下你目前正在經歷的痛苦，那個人看著正在經歷這種痛苦的你。仁慈而睿智的人，非常慈悲且溫暖地回應了你的痛苦。想像一下你帶著溫柔的表情，接受了那些明智話語。

5. 在那溫暖的感覺中，靜止一會兒。

明明很努力了，
還是充滿挫敗感

　　我的產後憂鬱症，直到孩子兩歲前才完全好起來，孩子現在六歲了。但是不久前，當女兒拒絕我的建議而發脾氣時，我心裡一陣刺痛，有種說不出的感覺。那種感覺是怒氣嗎？還是對被拒絕的反應？透過諮商後才知道，那是「挫敗感」。

　　在餵孩子吃副食品的時期，心裡也有點忐忑、緊繃。尤其當孩子因副食品太燙而吐出來時，最為強烈。我會心想：「我錯了，太心急了！」

　　餵副食品是許多媽媽都覺得困難的事，像我這樣一個不會做飯的媽媽，更是如此。必須要好好吃肉才有營養，但我的孩子對牛肉嬰兒食品卻不感興趣。朋友的孩子才九個月大，就能大口大口吃肉，我的孩子卻是經常撇頭不吃。

　　餵養的責任感，讓孩子和我陷入了一場心理戰，也讓我對人類這個物種開始產生懷疑。「人類生來就是動物，按照人類的文化和生活方式來飼養動物，就是育兒。儘管人類已經進化並成為萬物之主，但在最不成熟和最脆弱的動物之中，就是人

類。」這真讓人感到無可奈何。如果進化了，不就應該隨著進化而出生嗎？所有的這些麻煩，感覺都是不必要的。

當聽到親戚或熟人說：「你家孩子也太瘦了，有好好吃肉嗎？」對我來說是致命的一擊，這句話將我的羞恥感和憤怒連結在一起了。我把「我無法把孩子的身材養到符合這個年齡的標準，我是個壞媽媽」的羞恥感，和「那麼你自己餵餵看啊」的抗辯，以及「我為什麼要聽那種話？我有餵，但孩子不吃啊」的憤怒結合在一起。丈夫說孩子這幾天都吃得不好，聽到這話我就緊張，好像他在責備我一樣。丈夫不知道我活在「媽媽應該要好好餵養孩子」的社會目光下，不明白當我聽到孩子不吃飯時，會變得多害怕和敏感。

聽到其他孩子都非常喜歡某個料理時，我就帶著興奮的心情試做，想要餵自己的孩子吃，但孩子不是不吃，就是只吃一兩口。這時，餐桌上往往就會掀起一場餵食大戰。因為「孩子不吃就長不大，長不大我就難受」的想法，讓我無暇觀察孩子是餓了，還是食物太燙了，或者不合口味，以及孩子和我是否都快樂等細節。

一旦孩子開始好好吃飯時，一個不祥的徵兆就會伴隨發燒而來。口腔炎、食管炎等疾病，會讓孩子再次無法好好吃飯；好不容易增加的體重，也會停滯不前或是下降。每次孩子在健康檢查時，都不曾聽見醫師誇我養得很好之類的話。**母親的成**

續單上只印有「百分之幾」的綜合標準。如果孩子的體重低於平均水準，媽媽就會感覺必須重修這門課，並懷抱著「下次就會更大了吧！」的期待。母親難以接受孩子的身材和體質、品味和傾向，而在這個過程中，孩子也受到了傷害。

當孩子比較大時，給他湯匙就會問為什麼不是粉紅色？為什麼湯碗裡沒有啵樂樂？為什麼今天只有這些小菜？這些反應每次都讓我感到挫敗。當然，在各種反應中，我只能選擇性地傾聽。當我故意拿出粉紅色湯匙，孩子還會說：「今天不要粉紅色的，我要艾莎的！」就像這樣，我的心情總在孩子的拒絕和指責反應中起伏不定。

在孩子長大後，我曾在參加某個諮商研討會上，談論過關於自己在孩子的反應中所產生的情感，並分享：「我說要做，但做得不好，或是又做錯了。」心理師一遍又一遍地重述我的話：「已經很努力了，但這個不行，那個也不行……又不對了嗎？又錯了？您應該很難過吧。」我一邊哭一邊說道：「是的，沒錯！這想法一直在我腦海裡揮之不去。又不行、又做錯了！嗚……」過去的那些情緒頓時湧上心頭，我流下了悲傷的淚水。「因為我廚藝不好，孩子都不好好吃飯。如果孩子是別人的女兒，會不會能吃到更多好吃的料理，過得更幸福……我是這麼想的。嗚……」

我從心理師簡單的同理心中，瞭解到自己的內心，發現自

己這麼努力，卻被否定而感到受傷這件事，是來自於**挫敗感**。摸清自己真正的感受後，我痛哭了一場，鬱悶的感覺就此爆發。

「您認為怎麼樣才算是好母親呢？」「瞭解孩子擁有什麼樣的能力，能培養孩子潛力的母親。」「您認為自己具備了什麼樣的好母親特質呢？」「我覺得自己和藹可親，常逗孩子笑，也能清楚解讀孩子的情緒，並經常和孩子一起玩……」「哇，您真是一位非常好的媽媽呢！」「我丈夫也這麼說，他常說這世界上，再也找不到像我這麼好的媽媽了。」在痛哭一場的諮商中，我才發現，原來自己是一個擁有這麼多優點的母親。

作為母親，我們是廚師，是教育者，是遊戲老師，是管家，是監護人等。事實上，媽媽必須要成功扮演許多角色。得到的回報是像甘霖般的孩子的一顰一笑、細嫩柔軟的肌膚。事實上，當孩子還小的時候，這些角色應該就能充分滿足他們的需求，然而，隨著孩子年齡的增長，媽媽的養育態度、互動關係，甚至是各種刺激和遊戲的提供，都變得更加重要，所扮演的角色也隨之加倍。在這些不同的角色中，我竟然因為自己不是一流的廚師，連帶貶低了其餘角色。我內心的另一個我明明已經很努力了，卻被指責，該有多委屈、多洩氣呢？神奇的是，經過那天的諮商後，胸口刺痛的症狀竟然消失了。

如果能吃到烤肉
就好了……

　　為什麼我經常感到肚子餓呢？一直有想吃東西的欲望。也許是因為，最容易讓自己感到快樂的事就是吃了。和不吃東西的孩子搏鬥時，總是「唉，你不吃我吃！」便開始大口大口地吃了起來。這樣下去，就我自己會變成豬，我覺得非常羞恥，太令人心寒了，但明明也不是吃得很多。

　　不知有多少次急急忙忙吃飯時，本來在睡覺的孩子突然醒來：每當想吃碗熱騰騰的麵，動手煮泡麵時，我就會聽見孩子的哭聲。我好想吃麵，想從裝滿熱湯的碗裡，舀出麵條來吃。我也想吃魚，但除非是要做副食品，不然烤魚也很麻煩。我也想吃用木炭烤的肉，想用嘴巴細細品嘗富有嚼勁的肉。

　　於是我們努力尋找有提供嬰兒座椅的餐廳，但還是很難抉擇。油煙好像對孩子有害，火也很危險，不知道在烤肉的時候，孩子能不能安分坐好。一個喝酒聚會的場所，對一個敏感的孩子來說似乎也很辛苦。總之，無法吃到想吃的料理，原因非常多。

如果丈夫說公司聚餐會晚點回家，我就會非常羨慕。當我問丈夫吃了什麼，他回答：「又是肉啊！」時，我就會勃然大怒，和他說：「不然我代替你去吃！」這句話也不是在開玩笑喔。我能坐在陌生人之間和他們乾一杯。如果能出去吃晚餐！如果能吃到用木炭烤出來的，富有嚼勁黑豬肉就好了！

放下手機！
有意無意的比較會壓垮自己

　　沒有印象什麼時候入睡，但已經是早上了。孩子睡覺時，是我唯一可以做自己的時間，可以放鬆，並做自己想做的事。孩子睡著後，想做的事情太多了，我想彌補睡眠不足、想吃泡麵、想滑手機或看書。有人會趁這時間在家運動，但對我這種即使有睡午覺體力還是不好的人，簡直是天方夜譚。

　　特別是孩子不肯睡或是要睡不睡的時候，我就會火冒三丈，好不容易哄睡著了，但很快又醒了過來，會讓我感到虛脫。「我今晚也有想做的事！」我想要的並不多啊！就只是一個非常渺小的願望，但若為了這個願望就對孩子發脾氣，顯得既哀傷又愚蠢。

　　當孩子睡了不到三十分鐘，就睜開眼睛時，我只能在旁邊輕輕地拍拍他，想哄他再次入睡。有時也需要用嬰兒背巾，將孩子背在身上哄睡，每次我都心想：「這次絕對要超過三十分鐘才行！」

　　孩子似乎在我媽媽身邊時，會睡得更好。媽媽在身邊的

話，至少能睡四十分鐘或一個小時。等孩子睡著了，我會煩惱要先悠閒地喝杯咖啡呢？還是沖個澡？還是勤快地做一頓飯？但好笑的是，往往最後會選擇先休息。

事實上，可以在孩子旁邊做的，就只有滑滑手機了。想要看點書，又擔心翻頁的聲音會吵醒孩子；想做一些有建設性的事，打開了英語詞彙 App，但卻無法集中注意力。於是，我通常會用手機瀏覽媽媽交流平台，閱讀媽媽們的煩惱，並獲取必要的資訊，然後訂購快喝完，以及快用完的奶粉和尿布、瀏覽新聞等。

對心理健康最有害的事，就是瀏覽別人的社群媒體。社群媒體上有很多很厲害的媽媽，她們會做出放在餐盤上，看起來很好吃的嬰兒食品、在孩子睡覺時，能快速做出美味菜餚、親手縫製漂亮的嬰兒用品、勤奮運動……。但是，如果不趁孩子午睡時休息的話，體力不好的我，很難熬一整天，只好躺下來陪在孩子身邊。

滑手機如果是第二個選擇，我的第一要務就是睡覺。孩子一入睡，我就忙著彌補晚上失去的睡眠。然而，即使我做了最必要的事，但在睡過之後，還是會感到很羞愧。不勤奮、毫無建設性、不為家庭做事等負面的想法和情緒，持續存在著。極端的生理性產後憂鬱症可能已經結束，但對我來說，憂鬱的感覺一直都在。

成為媽媽後，最常做的事情之一就是滑手機。這是因為媽媽很需要訂購各種嬰兒用品，以及獲取或分享育兒資訊。雖然想歸屬於某個地方，但很難真正地面對面交流，所以我加入了網路社群，例如：群聊室或媽媽交流平台。也有很多媽媽是為了上傳孩子的相片，而開始使用社群媒體，可能是為了滿足一種歸屬感和自我效能感。

　　然而，隨著使用社群媒體和各種線上平台的時間增加，將自己與他人進行比較的次數和時間也增加了。在社群媒體上，一個叫做「**人們眼中的我**」的新概念也產生了。你會將自己與他人進行比較，並定義自己，這就是所謂的「社會比較」（social comparison）。透過使用社群媒體進行社會比較，很容易讓人陷入反芻思考和憂鬱。

　　《女孩，妳真的夠好了》作者瑞秋・西蒙說道：「將過得最糟糕生活的自我內在，與過得最好的他人進行表面比較，就像一場永遠贏不了的，被操縱的賭博。」要想離開賭桌，最好的方法就是改掉有意無意就拿起手機的習慣。當然，他也說明了，並不是要大家不能使用社群媒體。因為透過社群媒體展現，和與他人分享自我成就，是一種領導技能。有鑑於此，重要的是：不要將社群媒體用作自我表現的衡量標準，或與他人比較的手段。為此，作者建議採用以下方法。

- 使用社群媒體不是要向他人證明自己，而是要談論自己。
- 使用社群媒體是作為與他人交流，而不是競爭的工具。
- 不使用社群媒體詢問別人對自己的看法，而是要用它來表達對自我、世界和對自身重要問題的看法。
- 在社群媒體上發布任何內容之前，先問自己並誠實回答：「發布這個的目的是什麼？現在感覺如何？」如果只是想聽見鼓勵的話，而使用社群媒體，這是否正確呢？
- 積極尋找不是網路上，而是現實中可以互相支持、溝通、鼓勵和傾聽的場所。除了社群媒體之外，還有哪些資源可以幫助你體驗到想要的紐帶關係？當對自己缺乏信心，想聽到鼓勵言語時，可以向誰求助呢？

花時間和他人相處，
有益身心

　　和孩子一整天會說的話，不外乎是：「要不要吃飯飯？想睡了嗎？哇～真棒！啊～嘴巴打開～不好吃嗎？來吃吃看～讓我看看～噓噓了～便便了～腿腿伸直～哎喲，真可愛！」我好想用成人的語言對話，不管說什麼都行。非常感謝當時來我家和我交談的所有成年人，那些時光讓我留下了幸福的紀錄。

　　在無法進行成人對話的日子裡，我去了大賣場。走在街上，感謝那些和孩子說話的人，當我笑著回答他們的問題時，以及付帳並向店員打招呼時，我感到非常幸福。

　　當時的笑聲和對話，瞬間讓我變得活力十足。我知道自己在和別人說話時會感到幸福，所以很努力去認識同樣育有孩子的媽媽，積極加入當地的媽媽社群平台，與孩子都差不多年紀的媽媽們見面，還一起去了親子餐廳，分享各種育兒資訊，努力建立良好關係，而這是丈夫最不能理解的部分。

　　和網路上認識的人成為朋友？去剛認識的人的家，還一起去某個地方？不過，看到媽媽交流平台上有許多徵求育兒夥伴

的貼文，想必需要的人，不只我一個吧。看著各式托育服務的興起，我想，確實就是如此。過去，共同育兒是理所當然的，但在瞬息萬變的現代社會，**育兒的孤獨感**愈發明顯了。

在《SOLO 一個人工作聖經》（*Solo*）公開了一項實驗結果：「幸福的人會花更多時間與他人相處。」有趣的是，為了感到幸福，交流的對象不一定是熟人，甚至不一定要交談。受試者們在咖啡廳和第一次見面的咖啡師搭話時，就已經讓他們心情變好了。

還有另一個實驗——在街上與陌生人對視。實驗結果顯示：僅僅與人對視，就能產生與對方有相連結的感覺。對此，作者說有必要想一個現實的方法，來減少獨自工作者獨處的時間。例如，當你要買東西時，不要在網路上，而是直接去實體店面。

大部分育兒的人都是獨自工作者，沒有同事，沒有上司，沒有社團。對此，會想尋找自己的同事，即能感受到戰友之愛的夥伴，並舉辦聚會。即使是各自撫養自己的孩子，也想在同一個地方見面聊天。我也是如此。

回想起來，在大學時期，我也喜歡去人滿為患的圖書館，一邊觀察人，一邊讀書。我是一個渴望並喜歡與人連結的人。在養育孩子的同時，我在尋求育兒夥伴的貼文下方留言，也直接招募了自己的育兒夥伴，很努力地試圖擺脫孤立感。但難道

是因為我身上散發出的憂鬱感嗎？還是因為我開的話題對方都沒興趣，又或者是網路交友本身就難以長久呢？透過這種方式約出來見面的育兒夥伴不算少，不過大多只見了一兩次面，就不了了之。

　　大部分人好奇的育兒資訊或祕訣我都不知道，所以愈聊愈像是在證實自己的無能。事實上，我想要的是一起度過帶孩子的時間，以及分享內心故事的關係。照顧孩子的時候我很好奇，想詢問對方：「你還好嗎？我其實很孤獨、很鬱悶，只有我這樣嗎？如果你也這樣的話，要不要成為朋友，彼此安慰呢？」我認為，表現出憂鬱情緒，並且也在他人身上尋找憂鬱情緒的我，其實是令人感到不舒服的。

　　和育兒夥伴見面的時間也不容易安排。要避開孩子午睡的時間，還要擔心家裡是否整理乾淨，如果雙方不管是媽媽還是孩子有感冒症狀的話，就會取消見面。比起約好見面的緣分，和同社區其他育有孩子的媽媽偶遇，似乎是比較容易成功的事。所以我經常在社區的遊戲區探頭探腦，想看看有沒有其他媽媽在那裡。但經常面對的只有空蕩蕩的空間，還有那在黑暗中獨自閃耀的時鐘。

　　主婦們最忙碌的傍晚時段，是我最寂寞的時候。只要到了傍晚，就會開始想念，以及找尋某個人。另外，當遇到不孤獨的人時，我會花費許多精力來隱藏自己的孤獨，因此展現出

來的反應也非常的不自然。「我是認識的媽媽中，最糟糕的一個。每次那麼晚了還帶著孩子待在遊樂場……」，我想躲起來，我想與人建立緊密的連結，並與他們在一起，但也想隱藏很多東西。

　　丈夫下班的時間，常被視為衡量他對妻子愛意的標準。有一天，我看到日記寫：「我是世界上最幸福的人！」想說那天是發生了什麼事，原來上面寫著：「丈夫今天六點下班！」

媽媽們
更需要刺激交流

　　與孩子度過無聊的漫長一天的代表性方法，就是文化中心的課程。因為有固定行程，給人一種有地方可去、與人有約的感覺。事實上，以往我透過遊戲諮商的方式認識了很多孩子，偏好「以兒童為本」的我認為，文化中心的課程都不是必須的，因為我知道孩子需要的刺激，家裡到處都有，媽媽使用的各種生活工具，都是很棒的玩具。

　　我去文化中心是希望能和有養育孩子的人交流。這對我來說是必要的刺激——那是與成年人對話、聊聊育兒相關話題、照顧孩子時能約出來見面的關係。如果不是文化中心或是親子餐廳之類的地方，很難接觸到這些人。這就是沒有車的我，也堅持要去文化中心的原因。但我想要的東西，在文化中心也不見得能得到。

　　我雖然可以忍受在一定的時間，提供和收拾玩具帶來的不方便，但去那裡的媽媽們，不是認識的約好一起去，就是結束後就忙著回去了。即使有和別的媽媽說上話，緣分也難以延

續，大家都忙著照顧自己的孩子。就像我一樣，臉上布滿了憂鬱和孤獨，看起來不像是在期待新的緣分。

再加上我的孩子非常怕生，因此大部分的時間都掛在我身上。現在回想起來，為了滿足自己的欲望，讓孩子經歷了艱難時刻，真是對不起。「還不喜歡嗎？覺得陌生嗎？」雖然我表現出能理解孩子的心情，但內心真正的想法卻是：「為什麼只有我的孩子會這樣？」我承認，抱著孩子的時候，內心因為生氣和委屈而怒火中燒。「為什麼只有我這樣？我看起來是最累的啊？難道我的養育方法錯了嗎？」那時的我，無法與任何人達成共識。

好好度過
屬於自己的時間

在《相親茶房》[5] 播出的時候，有一個畫面是男嘉賓寫下了：「如果相親成功的話，我想每天送對方回家。」將這段話大聲朗讀出來的演員，接著說了一句：「我去接你！」聽起來真的很帥氣。

「你現在在哪裡？」「我在茶房。」「是喔？現在外面正在下雨。」「真的嗎？我喜歡下雨。」「你準備幾點回家？」「大概十點左右。」「那我十點去接你。」接下來是情侶手牽手散步的畫面。

我也想談戀愛。以前丈夫也經常來接我，現在只能天天在家等他。即使是單戀，也沒有像我這樣的吧，我從沒想過自己會在結婚後變成這種狀態。老公取笑我的哭臉簡直和孩子的一模一樣，並開玩笑的說：「我去客廳接你到臥室吧。」「啊，什麼啦？」這句話讓我破涕為笑。但當丈夫說「我隨時去接你」時，我又哭了起來。

心理學家迪西（Deci Edward L.）和萊恩（Ryan Richard

M.）認為，有三個需求是在人類生活中非常普遍，亦是健康發展所必須的，就是人們成長和健康所需的心理滋養──**自主性、關聯感和勝任感。**

這些需求必須在生命過程中不斷得到滿足，唯有如此，才能經歷成長和生活中的滿足。反之，如果需求得不到滿足，那麼健康、成長和安穩就會出現問題。

具體來說，第一，自主性需求是指「個人選擇自己的意志和心理自由」，在不受他人影響，自我決策時得到滿足。第二，關聯感需求是指「從他人那裡得到關心，自己也關心他人，感受到共同體的歸屬感，從而與他人建立連結的溫暖」。第三，勝任感需求是指「個人透過各種活動，感覺自己的技能和能力是有效益的，在活動中感受到信心和效能感」。

這三種基本的心理需求，也是人類共同的需求。同領域的韓國專家申成萬教授也表示：「如果逆向追求歸屬感和勝任感的話，就會經歷憂鬱的症狀。」

育兒讓人經歷了前所未有的孤立感，很難擁有歸屬感；要透過哭聲讀出孩子的需求，新手媽媽往往很難有勝任感；又因為要完全專注於孩子，並按照孩子的需求行動，所以自主性也很難被滿足。

5　為韓國 tvN 綜藝節目。

當孩子睡著的時候，媽媽就會想好好度過屬於自己的時間，因此滑手機、看電影、吃自己想吃的東西，就是滿足這種自主性需求的自然嘗試。

　　在育兒過程中，重要的是，要瞭解這些基本需求，是否以健康的方式得到滿足。如果這些欲望的平衡被打破，不足之處太多的話，就得尋找替代方案，並積極求助於身邊的人。

一起做做看

1. 瞭解自己的需求得到滿足的程度

（1）標示出自主性的需求得到滿足的程度，並寫下這些需
求何時得到滿足。

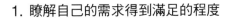

（2）標示出關聯感的需求得到滿足的程度，並寫下這些需
求何時得到滿足。

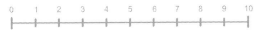

（3）標示出勝任感的需求得到滿足的程度，並寫下這些需
求何時得到滿足。

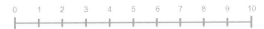

2. 找到尚未被滿足的需求，並尋找能在日常生活中填補的方
   法

   （1）自主性的需求（如：自己決定要吃什麼、興趣活動
       等）

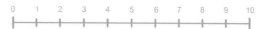

   （2）關聯感的需求（如：和朋友講電話、去超市、和丈夫
       的兩人時光等）

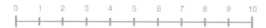

   （3）勝任感的需求（如；挑戰新的料理、稱讚自己、尋找
       與昨日的自己不同的成長點等）

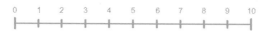

＊即使在滿足勝任感的需求方面沒有任何具體的表現或成就，你也可以
 隨心所欲地讚美自己，無論是內在或是價值方面。如果大聲說出來，
 就會看到更強大的效果。

我好像成了
他人的負擔了

　　不會對孩子表現出不耐煩，並願意陪伴孩子的熟人，以及在我獨自一人時，來陪我說話的熟人，都是我要感謝的人，我會一輩子心存感激，銘記於心。其中，有位老師會和我定期見面，我們會一起學習，並分享經驗和感想。當我抱怨因遠離工作和事業而感到焦慮和憂鬱時，老師建議我重新學習。所有能讓我感受到過上和以前一樣的生活，能讓我因而心動的場景，都非常珍貴。

　　但是，如果準備好副食品，帶著孩子去老師的諮商中心，往往會變成憂鬱症批判大會，原本想一起讀的論文，就被拋在了一邊。想要制止孩子亂碰展示中的雪花水晶球，結果還是慢了一步。親自從俄羅斯買來的雪花水晶球，就這樣匡噹一聲……，雖然寬容的老師呵呵笑了笑，但我對能像以前一樣聚在一起學習的期待，也和雪花水晶球一樣匡噹一聲……，我努力不成為他人負擔的平靜心態，也匡噹一聲……。

　　「老師跟我在一起，應該會感到不方便吧？」想要有歸

屬、想在一起，卻無法實現的尷尬，在蹣跚歸來的路上，感覺世界離我更遙遠了。我愈是這樣想，就愈將孩子抱得更緊，彷彿世界上只剩我們兩個，我害怕自己會埋怨孩子，因此更加輕拍他的背。在懷裡睡著的孩子，頭頂散發的香氣撫慰著我的心。我在心裡對孩子說：我有好好地堅持下去，托你的福我長大了，得到你的愛而成長的我，會和你在一起。

趁著父母給我的自由時間，得以和這些老師見面。可笑的是，一見到老師們，我又淚流滿面，但這一次是久違的激動落淚。「自己出門，真是太好了……」，看來，我之前一直覺得帶著孩子到處亂逛，會造成其他人的困擾。如今能夠堂堂正正、毫無虧欠地與老師見面，我感到如釋重負，情緒也從曾背負沉重行囊的肩膀中，解脫出來。

「我們去郊區旅行吧！」然而，無論多麼努力地進行日常對話，以及思考不同的事，我只能看著窗外的涯月海岸道路說著：「我不知道為什麼生活會如此悲傷。」我知道有名的餐廳嗎？我知道流行歌曲嗎？我只知道自己的寶貝孩子，我就這樣沉浸在自己的情緒之中。我還記得自己在訴說那些話的同時，感受到散發著滿滿負能量，覺得自己是個沉重的負擔。

再等一下，
我會努力變得更堅強

　　我家在一樓，只要推開窗戶就能看到爸爸媽媽的到來。爸爸那輛深灰色的車，和他們走路的方式，總讓人感覺像是救世主降臨。兩人離開時對孩子說：「我們以後再來玩喔！」這句話讓我感到可怕和痛苦，就像是一夕間風雲突變的衝擊。我有一個強烈的想法，我應該報答從父母那裡得到的恩情。

　　因為我一直使用嬰兒背巾背著孩子走路，某一天，突然感覺骨盆和腳踝疼痛，走路也一跛一跛的。我決定學開車，因此厚顏無恥地請媽媽幫忙帶孩子，請爸爸教我開車。我們在開闊的空地練習停車、在路上緩慢行駛，也環繞著社區開了一圈。爸爸走後，我一個人將孩子放在安全座椅上，又環繞了社區一圈，但噹啷一聲！汽車的底部刮傷了，而且還傾斜了。

　　靜止了好一會兒後，我想開門下車檢查，又擔心車門被刮花，腦海中浮現討厭刮痕的老公的那張臉。正好有鄰居路過，我就把車窗降下來詢問，鄰居叫我下車等，但我完全沒有頭緒。距離丈夫下班還得等上兩個多小時，我滿腦子都是剛剛

教我開車的爸爸。「爸爸，我現在不知道車子的狀態怎麼樣了。」我打電話給爸爸，他馬上跑回來找我。爸爸一直都是這樣，即使我沒先找他也是。在孩子出生後的第一百天，爸爸是唯一一個用十朵玫瑰為我加油的人。

我是那麼想再次見到爸爸嗎？「爸爸……我真的能變好嗎？爸爸能不能多待一會兒再走？」因這種狀況再次麻煩爸爸的我，雖然自己都感覺很無言，但還是覺得不能沒有爸爸。我努力裝作沒事，用顫抖的聲音送走了爸爸。爸爸，沒有爸爸我什麼都做不了。爸爸，我不想一個人待著……。

每天早上送丈夫出門，許多晚上送父母回家，我一個人也漸漸成為了一個不錯的人。為了相信我而來到世上的孩子，當孩子在肚子裡時，我曾用甜言蜜語答應過他，如果來到世界上，我會為他做任何事，但很抱歉，媽媽沒有做到。**我不是不愛你，我真的很愛你，你能再等我一會兒嗎？我會成為更堅強的媽媽。**

還好有超市，
唯一歡迎我的地方

　　超市愈大愈好，這樣可以逛很久，也可以為家人購買食物。我當時花了很多錢。為了填滿空虛的心靈，也為了滿足支配力的欲望，我買了麵包；為了節省運費，每次去超市都花了三萬多韓元（約為台幣七百元），但我沒有為自己買任何東西，我忙著購買定期更換的嬰兒用品。

　　我用嬰兒背巾背著孩子去超市，試圖說服自己過得很好，但我無法掩飾對其他母親的羨慕目光，因為他們能在傍晚時刻和丈夫一起買菜。「如果這個時候一起來超市，應該也會一起吃晚飯吧。我還要再孤獨六個小時，但那個人大約只要等一個小時，晚上就能和丈夫一起照顧孩子。」我就像肚子餓的狗看到食物流口水一樣，非常地羨慕，也覺得自己很淒涼，感覺自己不被愛、不快樂、孤獨和悲傷。

　　除了超市，沒有什麼地方可去。因為沒有地方會歡迎既不購買又會吵鬧的客人，所以只能惆悵地走在街上。在店家附近探頭探腦，帶著「下次一定要來這裡看看」的出國旅行心情，

逛著社區。用陌生卻悠閒、溫暖的眼神，看著田野裡盛開的花朵和社區裡的小狗。

不過，推著嬰兒車能去的地方並不多。如果入口處有臺階的話，不將嬰兒車抬起，就無法安全進入。此外，道路狹窄且顛簸，與車道相鄰之處，有很多都是充滿噪音和廢氣的地方。我看著一個連推嬰兒車出門都困難重重的城市，真不知道殘疾人士是怎麼生活的。輪椅和嬰兒車一樣，得靠輪子移動。

在《沒有屈辱的生產》中，作者引用了殷熙耕的小說《光的過去》中的一段話：「有弱點的人，像是多了一根觸角來感知這個世界。弱點是脆弱的部分，當然容易受傷。受傷的地方會變得敏感，因此防禦的觸手就會從那裡伸出。他們有一個領域，是透過自己的弱點如何被對待，來讀懂這個世界。弱點成為偵察世界的雷達。」作者說分娩就是這樣的雷達。對我來說，喪偶式育兒和產後憂鬱症成為了那個雷達。

是否曾有過，獨自帶著一個不會站立也不會走路的孩子外出，想去廁所的時刻呢？那時，孩子是怎麼處理的呢？你無法將一個爬行的嬰兒放在浴室地板上，也無法在背著孩子的狀態下上廁所，也很難整理衣服。

有一次，我在一家服飾店想試穿衣服，我意識到必須脫下嬰兒背巾才能夠試穿。幸運的是，遇到了許多親切的店員，也許這是女性的共鳴點。然而，孩子卻在親切的店員手上哭得呼

天搶地。這種狀況下，我怎麼可能好好地試穿衣服？

如果是買衣服的話，我還可以在丈夫休息的日子，將孩子交給他照顧，但某一天，我不得不去看泌尿科。在安靜的候診室，我開始忙著制止孩子閒逛，不讓他亂碰任何東西，在他吵鬧時，還要想辦法安撫，讓他降低音量，以免妨礙到他人。我已經習慣了，也很慶幸沒有人說些什麼。

但是，當我要去廁所採集尿液樣本，而請護理師幫忙照看孩子時，孩子開始嚎啕大哭了起來。聽到孩子的哭聲，我只能快去快回。這些輕微的不便、不適，讓我有了新的體悟。似乎這個世界，甚至不知道有這種不適感的人的存在。每個生病的人似乎都相信自己可以一個人去醫院，有些人似乎並不知道，他們必須一直和某人在一起。

我曾經參加過一個兒童相關的教育活動，但公告上面卻寫著：「禁止兒童進入」，而且廁所還無處安置嬰兒。世界上沒有理所當然的事，因此對於那些備有兒童餐椅的餐廳，我非常感恩。我也很感謝在參加活動時，幫忙照顧孩子的老師（雖然因為孩子哭得太厲害，我又被叫回來了）。

因此，在「我今天帶孩子去超市了」這句話裡，希望你能知道裡面包含了「我得在用嬰兒背巾背著孩子的狀態下上廁所、因為抱著孩子，所以很難將購物籃或快遞箱放上結帳櫃台、因為孩子哭鬧，只能慌亂地趕緊買完回家」等含意。

在「今天帶孩子去了醫院」這句話裡，則包含了「我無法安心地去看病、明明沒有做錯事，卻不得不在意他人眼光的尷尬感覺、為安撫孩子感到厭煩，以及不想獨自一人的悲傷。」希望你明白這一點。

「是嗎？下次一定要一起去。你這樣太辛苦了。」**只要一句話，所有的委屈就會融化消失**。為了讓丈夫下班回家後，就能立即吃頓熱騰騰的晚餐，背後的付出是——辛苦地去買菜、一直反覆確認孩子有沒有好好玩、有沒有受傷，以及當孩子哭鬧時，安慰了好幾次。因此，即使無法做到，那也是理所當然的。

哄孩子入睡後，夫妻之間有多少話要說呢？有時，有人會擔心丈夫下班後在房間裡打遊戲，妻子把孩子抱上床後，一個人看手機或電視就睡著了。但是，如果有人可以詢問、傾聽對方一天過得如何，那這一天的辛苦就很有價值了。

如果知道對方無論是在家裡或是職場，都是為了彼此而辛勤努力工作的話，那我們不就有力量迎接嶄新的一天嗎？我們不就是為了做到這一點，所以即使明明可以獨自一人，舒適自由地生活在這個世界，還是決定與對方結為連理，共度餘生嗎？

心情筆記

就像丈夫所言，生老二時，一定要讓他請育嬰假。我想做一份只有週三或週五能早點下班的工作。等待平日中，唯一可以一起吃晚飯的週三和週五。

希望在某個週三，丈夫帶著興奮的心情背著孩子去超市，挑許多我喜歡吃的東西。希望在下雨天時，買些可以補充體力的韭菜，和魷魚混合後，做成韭菜煎餅，煮上我喜歡的辣炒雞湯和辣口的馬鈴薯洋蔥鍋，並讓丈夫等待我下班的電話。

也希望丈夫能哄著哭鬧的孩子，好不容易安撫完孩子後，還要把著雀躍和興奮的心情做飯，並接我的電話。

我想在和他通電話後，突然和他說有事必須要回娘家一趟，或者有緊急事要處理，會晚到家。

希望能和丈夫說因為太忙了，所以無法打電話給他，而他也不能生氣，只能無力地回答「知道了」，希望他感到非常遺憾和空虛。

　　希望丈夫能和孩子一起觀賞《請給一頓飯》這個綜藝節目，瞭解和家人一起吃飯的感覺。

一起做做看

1. 想與丈夫或妻子分享哪些故事？

2. 對於丈夫或是妻子的一天，有什麼好奇的地方嗎？

3. 什麼時候感受到配偶的愛？

自己帶或托嬰？
哪一種比較好？

　　雖然有人說：「在學習和工作時～我在學習中學到的東西～」，但我想我連這一點都沒有做到。我試圖相信並遵循「三歲前自己帶」這個神話，卻成了另一個枷鎖。所有的艱辛，都讓我產生了「自己必須這樣到多久？至少三年都要這樣嗎？」的想法，我覺得自己每天都「度日如三年」。

　　我父親經常說：「當你攀登漢拏山時，如果認為自己必須一口氣爬到山頂，那麼很快就會感到疲倦。必須要一步一步地，專注於自己面前的這一步才行。」當我問自己什麼時候可以睡個好覺、什麼時候帶孩子出去也不用太費心、什麼時候可以固定母乳餵養和睡眠模式時，媽媽這樣告訴我：「**孩子慢慢養就可以了。孩子不像米香那樣『碰』一聲就好了，得慢慢養大。**」

　　現在好像懂了媽媽那番話的含意，但當時並沒有任何單位可以劃分我和孩子一起一輩子的人生，我只感受到「一輩子」如此長的日子。雖然總有一天可以送去日間托育中心，但之後

如果孩子生病該怎麼辦？時間又該如何分配？我也擔心找不到像樣的工作，心情非常沉重。

最終，我認為自己帶到三歲有點勉強，決定在孩子一歲十個月的時候，送到日間托育中心，在此之前，我會利用計時托育制度，讓自己擁有屬於兩、三個小時的自我時間。可以在那個時間看書、喝茶，有機會的話也可以打工，所以我慎重地選擇了能安心託付孩子的計時制日間托育中心。光是想像感覺就能讓我喘口氣，我非常地期待。

但是，可能是因為計時托育的系統尚未成熟，我沒有得到充分的指導和說明。計時托育是指，讓全職媽媽在有需要時，將孩子送往指定機關的托育制度。我想要好好地使用這個制度，我認為孩子和媽媽應該在機構一起度過幾天，讓彼此有時間適應。但利用過一次後，孩子就生了十天的病，因此沒有再送過去了。之後重新預約時卻被告知：「不能這樣斷斷續續地將孩子送過來。」然而，再次使用的時候，托育機構也沒有給予充分的適應期，我突然就得和孩子分開。

托育機構如果能提前一天告知的話，我就能和孩子說一聲，自己也能下定決心。在如此突然的情況下，我只能驚慌失措地問：「什麼？」孩子就這樣看著媽媽驚慌失措的表情被抱走了。我也只能匆忙地將要當成孩子零食的香蕉，放在老師手裡，然後將孩子的哭聲拋在腦後，就出來了。

站在外面也能聽見孩子的哭聲，我走也不是，不走也不是。不久後，老師打電話來了。老師說孩子難以適應，建議大一點再送過來比較好。但如果要這樣，我就送去正規的日間托育中心了呀，突然將媽媽和孩子分開，還要怪孩子難以適應嗎？我是懷抱著一絲希望，好不容易下定決心要將孩子送到計時托育機構，竟然就這樣被勸退，讓人感到無比空虛。

　　不知道不滿、衝突和痛苦，是否來自於選擇多。我本來下定決心要自己帶到三歲，然後縮短到兩歲。因為帶著年紀已經可以送到日間托育中心的孩子，會被認為是白忙一場，或是可能孩子哪裡和別人不一樣，但看到早早就被送到日間托育中心的孩子也長得很好，我的意志動搖了。

　　「難道不是自己帶也可以嗎？難道不就是得自己帶到三歲嗎？」的疑問，增加了我的痛苦和厭煩感。只有「三歲」這個數字深深地刻印在腦海裡，卻不知道「自己帶」真正的目的和效用。

　　孩子和媽媽分離後痛苦的哭聲，縈繞在我心頭，讓我產生了要再陪伴孩子一段時間的使命感，於是變得堅強而平靜。然而我也下定決心，等下次要送孩子到正規的日間托育中心時，要明確地溝通，和孩子分開的時候，也不要表現出驚慌或擔心的樣子。

世上只剩兩種人：
有孩子和沒孩子的人

　　我感受到和孩子單獨在一起的寂靜。在這世界上，還有人記得有我這個人嗎？感覺除了我，大家都過得很開心。希望能下雨，這樣大家就會像我一樣待在家裡了。如果天氣好的話，大家就會外出曬太陽，開開心心地走在街上。如果是陽光燦爛的天氣，我就會用嬰兒背巾帶孩子出門。有多少的日子，我就這樣用嬰兒背巾背著孩子，漫無目的地走在街上，一邊走，一邊仔細觀察著人們。我成為完美的背景，欣賞著這個世界。

　　每個人都走向各自的去處。大家都有去處，也有回去的地方。看著午餐時間餐廳人聲鼎沸的樣子，上班族三三兩兩，手上拿著一杯咖啡走路的模樣。我心想：「大家都有孩子嗎？幾歲呢？孩子在哪裡呢？誰在照顧呢？是已經很大了，堅強地去了該去的地方，還是淚眼汪汪地與爸媽分開呢？」**生完孩子後，我的視線就只有嬰兒和不是嬰兒的人，以及有孩子和沒有孩子的人。**

　　「那個人也曾經是個孩子吧。是怎樣的照顧讓他順利長大

的呢？養育那個人的人，是經歷了怎樣的時期，才將孩子養大的呢？」看到孩子牽著某人的手走路的樣子，我就想著：「到了那個年齡，就可以牽著手走路了呀。」看到孩子一個人走在路上，我就想著：「到了那個年齡，就可以一個人上學了。看來，我還要再等七、八年左右。到那時為止，我什麼都做不了嗎？還要再過幾年，我才能一個人放心地去辦事情呢？」

在茫茫人海中，每個人都顯得格外珍貴。「原來，一切都是從稚嫩的孩子開始的。在期待中來到這個世界，在真誠中成長。現在，作為能照顧某人的已長大的成年人，有時也會軟弱，需要得到照顧和關愛。」

每個媽媽和爸爸的臉，都與嬰兒清新的臉龐重疊著，我為那遙遠的時光遠去而悲傷，或許他們也像我一樣，在長大成人的過程中經歷了無數的痛苦，那是既無法瞭解也無法撫平的傷痛。所有人都曾經是個孩子，但現在卻要與世界的風波鬥爭。

親愛的，
這個週末去看櫻花吧

　　窗外櫻花盛開，春天溼潤的氣息透過窗戶飄了進來。週末可以看櫻花嗎？在櫻花凋零之前。這似乎就是為什麼媽媽們喜歡花的原因。因為知道欣賞盛開的花朵，並不是理所當然的。

　　當只為某個人工作時，有一天突然回過頭發現，那裡有什麼你覺得很美麗的東西，讓你想深吸一口氣，有可能只是一朵花。在那一剎那，你可能已經作為你自己，存在了一段時間。而且，就像剎那間就會流逝一樣，你知道花兒很快就會凋謝，變成悲傷的歡喜。現在應該要欣賞的美麗，你以為會永遠存在，但卻在照顧某人時消失了？

　　耀眼而閃爍的霓虹燈，那遠方飛過水面的飛機，在燦爛奔放地享受過青春後，現在，在窗外的花朵凋零之前，只要能出去玩一天就足夠了。

　　親愛的，這個週末我們和孩子三人，一定要一起去看櫻花。

知道彼此都努力了，
那就可以了

　　「反正在家或去外面都會累，不如就去外面走走吧！出去吃點好吃的，呼吸一下新鮮空氣，讓我們振作起來！」每個週末在老公的建議下，帶孩子出去玩，就成為我能在下一週繼續努力的動力。我還搜尋了值得帶孩子去的地方，並列出一個清單。在放風、外出就餐、享用最喜歡的咖啡和甜點之後，「是的，我就是喜歡這個！人生不就這樣嗎？我想，這就是幸福」的想法就會更加確立。我根本不知道自己需要什麼，但每當這樣外出時就會意識到：「我需要這樣的東西。」

　　透過最近流行的 MBTI 測驗可以得知，我是 ENFP 型人格，總是需要新的刺激。去過的地方如果喜歡的話，雖然會說：「下次再來這裡吧！」但總會去尋找新的地方，也沒有常去的餐廳。在 TCI 氣質測驗中，氣質被分為四個類型：追求刺激、規避風險、社會敏感性和耐力。我是屬於喜歡追求刺激，但不太會規避風險的類型。

　　喜歡挑戰新事物，不斷尋找新奇的樂趣，不會對新事物感

到焦慮或排斥，因此，整天在同一個空間做重複性的工作，很不符合我的氣質。所以我本能地會去結交朋友、去文化中心、出去走走，但仍覺得少了什麼。最重要的是，在這個過程還會產生副作用，像是在試圖安撫孩子時感到精疲力盡，並在其中感到疏離感。

但是和丈夫出去就不一樣了。因為是丈夫用嬰兒背巾背著孩子，所以我的肩膀覺得很輕鬆，我很高興能和他在一起。我懷抱著期待能在每個週末外出時，快樂地度過；在我情緒低落的日子裡，我透過看著在外面拍的照片尋求安慰。為了週末出門，我調整了孩子的午睡時間和狀態，因為非常焦慮不安，也會催促著丈夫，丈夫還嘲笑我這種媽媽焦慮現象是「**媽焦現象**」。

準備出門時，丈夫在鏡子前悠閒地梳著頭、挑著衣服，我抓著不安分的孩子幫他穿衣服。我仔細確認是否帶了尿布和溼紙巾，又再次感覺到，**似乎只有我一個人在辛苦準備著**。但我知道丈夫也是有盡到他的本分，像是開車、準備嬰兒座椅等，也知道他會很樂意在我需要幫助時伸出援手。最重要的是，我知道如果想開心外出，就不要在那時指責對方的不是，不然週末可能會過得非常空虛又無趣。知道這一點，**我們每個人做好各自該準備的工作，就可以了。**

透過沙盤遊戲，
療癒心靈的傷

　　當週末有一、兩個鐘頭的出門時間時，我決定去接受**沙盤遊戲治療**。在諮商領域，需要建立的資格和接受的教育太多了，接受諮商也包括在那個時間裡。

　　我覺得一石二鳥，因為我理解自己的感受，或是如果以後拿到沙盤遊戲治療師的執照，也可以算在培訓的時間裡。據說週末時間也可以，所以我決定在產後憂鬱症期間，進行第四次諮商。

　　沙盤遊戲治療是透過在方形沙盤中，觸摸一堆沙子，並移動放置在那裡的物件來進行。如果沒有適合的物件，也可以邊攪動沙子邊說話。

　　有人說，沙盤的一側反映了擁有嬰兒車、嬰兒座椅，和各種器具的現實狀態；另一側則反映了擁有日光浴躺椅、書本和飲料的理想狀態。有時，我把反映現實狀態的所有面都埋在沙子裡，感覺神清氣爽；又有時，我做了一個有鐵欄杆的監獄門的模型，而我就坐在裡面。

這樣的我真的很自私，是個壞媽媽，天天跑到心理諮商室抱怨育兒問題。但還好至少有個優點，那就是夫婦關係應該是不錯？心理師說那是最好的事情了。

　　「應該是吧。」我又相信了，擦乾眼淚走出諮商室，再撐一週吧。

一起做做看

1. 要不要試試建立儀式感？像是每當跨過一個困難的關卡，或是度過一定的時間時，就送禮物給自己的儀式感。為自己的每一天、每一週、每個月加油，找到一點幸福。同樣適用於丈夫。和薪水領現金的時代不同，現在一個月辛勤工作的代價根本無法顯露。讓發薪日成為一起紀念、加油和放鬆的時刻。

   例）在孩子午睡時，喝杯香濃咖啡、追劇、每週接受一次心理諮商、每週散步兩次、每個月的最後一週給予對方自由時間、發薪日舉行炸雞派對等。

   _____

   _____

   _____

2. 尋找自己的性格和氣質所需的刺激和休息。

   例）是否需要新的刺激、是否需要與人溝通、是否需要在熟悉的地方擁有獨處的時間等。

   _____

   _____

   _____

原來，
我的孩子這麼漂亮

　　如果有人問孩子這麼漂亮，媽媽為什麼還哭的話，我想說就是因為孩子太漂亮，所以才哭的。熟睡臉龐上整齊的睫毛，小小的腳趾頭和肉肉的腳掌，如果用鼻子靠近孩子的嘴巴，能感受到呼吸的氣息，連澤漉漉的小屁股，都漂亮得令人想落淚。

　　原來孩子這麼漂亮啊。所以，我應該也是這樣吧，我媽媽也應該和我一樣吧。看了一整天，看到你睡得不好的臉；做了食物，你都沒能好好吃。媽媽說：「世道變好了，每個時刻都能拍下來～我們那個時候……」媽媽省略了什麼話呢？原來媽媽對於當時沒能拍下我成長中的每一刻這件事，感到非常可惜。看來媽媽很想念我小時候的模樣。就像我現在愛這個孩子一樣，媽媽也愛我？就像我看著我的孩子一樣，媽媽也看著我？我得到了那麼多的愛，卻表現出冰冷的表情、冷淡的語氣，和疲憊的背影？令人難以置信。

　　無法相信地感謝，無法相信地抱歉，無法相信地後

悔⋯⋯，歲月就這樣無心地流逝而去。現在才領悟到的東西，還沒來得及全部表達出來，我害怕又再次溜走了。那樣的話，孩子很快就長大了，細嫩的臉頰上也會長出皺紋了吧。嘴唇會變成什麼樣？這清澈的眼睛裡包含著什麼、感受著什麼、思考著什麼呢？將來孩子做了該做的事情，應該會既高興又沉重，也會像現在的我一樣哭泣吧。

孩子，你一定要把想做的事都做完，想去的地方都去看看。要自由自在地生活著。

所以說，孩子漂亮，不能成為媽媽不哭的理由。

所有一切，都能成為眼淚的理由。

NOTE

PART 4

落幕後

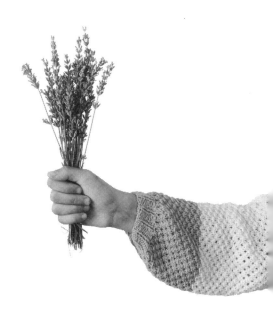

產後憂鬱是混合
身、心和社會層面的現象

　　我以為將孩子送到日間托育中心，眼淚就會少一些，但想到孩子傷心地哭著離開媽媽，牽著老師的手散步，慢慢適應的模樣，就不禁潸然淚下。

　　然後，在幾個月內，我剪了頭髮、為孩子做零食、到處聽講座，以及參加能活動身體的傳統遊戲，笑得比誰都還開心。當我開始接一個又一個的打工時，有一種「我又要這樣生活了」的感覺，憂鬱的感覺也逐漸減輕了。

　　如果認為這只是時間的問題，有很多產婦表示，除了生完孩子後，會有一年左右的時間感到相當憂鬱之外，隨著時間推移，憂鬱感會愈來愈嚴重。

　　我生完第二胎才發現，自己的產後憂鬱症完全好了。完全沒有產後憂鬱的感覺。生第一胎時悲觀、沉重，眼淚時不時就流下來，覺得育兒負擔感很重的產後憂鬱症，在第二個孩子出生後，很多事情都改變了。

　　有了第一個孩子的養育經歷，我做好了育兒的心理準備，

一直在哭泣和處理各種情緒。自從第一個孩子適應了日間托育中心，我就又有機會去想去的餐廳和咖啡館，也很享受一個人吃飯的閒暇時光。

還有變化最大的另一件事——第二個孩子出生後，丈夫決定請育嬰假。雖然還沒有具體決定什麼時候請，但我非常興奮，我不必再一個人照顧孩子，而且丈夫也有機會體驗獨自帶孩子的感受。

丈夫在與我的衝突中，也發生了變化。他跟我說：「當孩子們去日間托育中心時，不要把所有時間都花在做家事上，要做些自己想做的事。」

除了因為丈夫太晚下班，導致我要一個人哄兩個孩子睡覺有點辛苦之外，其他事情出乎意料地不會令我太累，讓我覺得丈夫晚點請育嬰假也無妨。內心的餘裕大大減輕了壓力。我知道不是每個人都可以請育嬰假，但希望大家知道，**理解撫養孩子的主要照顧者，就能減輕其壓力**。

最重要的是，產後憂鬱症沒有復發的最大原因，正如前言中簡要提到的那樣，要理解有一個哀悼的過程。在懷念和流淚中度過的，是我過去的日子，是那時候的每一天。針對此部分，後面將會更詳細地討論。

除了荷爾蒙的生理原因、心理和社會環境原因外，**產後憂鬱症並不是一個單一的問題。即使是從荷爾蒙開始的，也會在**

受孤立、偏見、不理解的情況下受到二次傷害，或傷痛加劇，甚至形成慢性憂鬱症。

如果母親對於養育孩子這件事如此重要，我們就必須在媽媽們的身體、心靈，和他們周遭的社會結構等事上，多花一點心思。

什麼是
產後憂鬱症？

　　醫生在下診斷時，通常會根據美國精神醫學會出版的《精神疾病診斷與統計手冊》（*Diagnostic and Statistical Manual of Mental Disorders: DSM*）作為標準。這裡主要是以專科醫師面談為主，並結合生理特徵。必要時，也會進行各種心理測試作為參考。基於此，先來瞭解一下什麼是「憂鬱症」。

　　根據金漢俊、吳鎮勝、李在炳的著作《致今天又搜尋憂鬱症的我》，**憂鬱症是指因情緒低落或興趣減退，而導致日常生活、社會生活和職業功能低下，所產生的疾病總稱。**

　　憂鬱障礙的代表性症狀是鬱悶的心情、興趣或愉悅感喪失、食慾或體重改變、失眠或嗜睡、精神運動性遲滯、焦慮、疲勞、活力喪失、無價值感或內疚感、思考力及注意力下降、有自殺的念頭和計畫，或嘗試自殺等症狀的程度，並會以頻率和持續的時間來進行診斷。

　　這本書介紹的產後憂鬱症，也是主要憂鬱障礙的伴隨症狀之一。過去被稱為產後憂鬱症的憂鬱症，擴展到了周產期憂鬱

症，以前定義為產後四週內發生的憂鬱症，**現在定義為懷孕至產後四週以內發生的憂鬱症。**

周產期憂鬱症的原因包括懷孕和分娩過程引起的荷爾蒙劇烈變化、成為母親的壓力和對於職涯中斷的擔憂、與丈夫或其他家庭成員的緊張或衝突等。雖然可能會有不安和罪惡感，但一般情況下，這種程度並不會太嚴重，或不會持續太長的時間，但如果這種情緒的強度太大且具持續性，因而出現憂鬱、過敏、失眠等症狀，建議積極接受治療。

可能會伴隨命令殺害孩子的幻聽、嬰兒被惡魔附身的妄想等精神病症狀，在這種情況下必須住院積極治療。

──金漢俊、吳鎮勝、李在炳，《致今天又搜尋憂鬱症的我》

韓國以二〇〇八年分娩的一千三百二十三名母親為對象，進行五年追蹤觀察的研究結果顯示，每年有二一％至二三％的受試產婦，患有輕度和重度憂鬱，有六％至七％的受試產婦，患有嚴重的中度以上憂鬱。此外，根據中央大學醫院的一項研究結果顯示，有四〇％的產婦，在分娩後兩週出現產後憂鬱症狀，有三二·四％的產婦，在分娩後六週出現產後憂鬱症狀。

韓國有相當多的母親經歷過產後憂鬱症的困擾，但卻沒有得到適當的處置。

從心理層面
瞭解產後憂鬱

前面的「一起做做看」部分，是透過我的專業知識，提出了可以理解產後憂鬱，以及如何調節憂鬱感的內容。除此之外，還可以透過許多心理學理論，理解產後憂鬱症。這裡提出一些與實際相關的概念，進一步探討。

失功能信念（dysfunctional beliefs）和產後憂鬱

貝克（Aaron T. Beck）的「認知理論」，是解釋憂鬱症最具代表性的理論。貝克認為，憂鬱的人對三個面向抱持著負面的觀點：自我、未來和世界。首先，他們認為自己有缺陷、不適合、不值得、不被愛。其次，對未來持悲觀態度，認為當前的困難將持續存在。第三，認為世界和他人都與自己是敵對的。在產後憂鬱症中，「我缺乏母愛，無法發揮媽媽的作用，我是個懶惰的媽媽，被限制自由的日子，似乎會永遠持續下去。覺得別人都做得很好，我害怕被評價為某方面不足」，似

乎符合貝克關於憂鬱的解釋。此外，他也認為憂鬱者的負面思考基礎，就是「失功能信念和認知基模」。

失功能信念是指：無效且扭曲的觀念或思維，通常伴隨著命令式形態，例如：「必須要～」或「不應該～」。另一位與貝克談論**失功能和非理性信念**的學者是艾里斯（Albert Ellis），他將理性思考和非理性思考之間的差異區分如下。以下的劃分和說明，是參考朴敬愛的《認知、情感和行為療法》。

（1）邏輯一致性

理性信念在邏輯是上一致的，如下所示：

例）大部分的媽媽都會對孩子表達愛意。所以我也想親切地對待孩子。

第二句貼著第一句話，並沒有那麼不自然。但如果你說：「大部分的媽媽都會對孩子表達愛意，所以昨天我對孩子生氣，是一個很糟糕的媽媽。」這句話之間有很多邏輯上的省略和扭曲。向孩子表達愛意是正確的，但卻因為發脾氣，而斷定自己是個糟糕的媽媽。「大多數的媽媽生完孩子後會感到幸福，但我生完孩子後就得了憂鬱症，我是一個不愛孩子的媽媽。」這句話怎麼解讀呢？雖然不知道生完孩子後是否真的幸

福。情緒就這樣產生了，無法預防或控制，甚至在邏輯上也不正確。因為一瞬間不會只產生一種情緒，還有難過、不安、罪惡感，以及幸福、感動和愛。

（2）可驗證性

非理性信念幾乎不會與現實經驗相符。也就是說，這一項也可以稱為「與現實的一致性」。該如何驗證「糟糕的媽媽」呢？孩子可能還在對你微笑。所以，一個在給孩子愛，且能給予愛的母親，是比較現實的。每天我都在想：「是的，我得了產後憂鬱症，但我沒有逃跑。雖然我每天都在哭泣，但也都照顧著孩子。這就是愛著孩子的媽媽呀。」這就是現實，也是唯一可以驗證的。

（3）實用性

理性信念能幫助人們實現目標，並提高效率。另一方面，非理性信念會導致人生毀滅，或阻礙追求目標。在寫這本書時，我有時會想：「沒有人會想知道一個憂鬱的故事」，然而，我懷抱著「只要是我想搜尋和閱讀的故事，就會有人需要」的信念，繼續寫作。我抱持著自己正在做的事，會對他人有所幫助的信念，持續進行著。

（4）剛性／需求

「非理性信念包括了絕對的和剛性的需求。」這與貝克所說的「通常伴隨命令式形態」的說法一致。這種信念以**必須、絕不能**的語言形式表達。像是，「你必須做得很好、絕不能示弱、必須獨自克服、絕不能依賴或尋求任何人的幫助、絕不能成為負擔」等。假設這句話前面加上了社會要求的「如果是～」，那麼這種信念將變得更加強大和功能失調。

像是「如果是媽媽，就應該做好所有事；如果是媽媽，就應該要有耐心；如果是女人，當然應該在家照顧孩子」之類的話，就是我們在英文課上學到的 must 和 should 的句子。這種堅定的信念，成為無聲地壓抑靈魂的沉重包袱。如果閱讀上面的句子後，很難找出哪一個是失功能的話，請試著回想 want，意思是「我想」。如果你說：「我想做好所有事」，那是一種理所當然、自然和誠實的願望；但如果是說「你應該做好所有事」時，就會變成一句非常沉重的話。

應該要做好所有事，如果沒做好的話，那就糟糕了。但是，如果換成「想做好」，就算做不好，也可以這樣想：「雖然可惜，但之後還是有機會。」像這樣，**理性思考就體現了個人的喜好、期許、願望和希望。然而，「應該」思維卻正好相反，只是一個匿名的殘餘，混雜著社會的強制，和自己認為成長所必需的東西。**

（5）情緒／行為後果的漣漪效應

根據艾里斯的觀點：非理性信念使人們更容易受到不良情緒和行為後果的影響。因此，那些認為「我必須永遠做一個親切、幸福的母親」的人，可能會在目標沒有實現時，經歷不良的情緒後果：憂鬱、沉溺於負面的自我評價，以及社交退縮。事實上，這些非理性信念貫穿於人們的思想之中。像是：「丈夫必須理解我所經歷的一切，並為之負責、我的孩子必須被正確地好好撫養、如果想要婚姻生活順遂，我必須掌控一切。」

這種強烈的信念，可能會成為推動和改變某些事情的力量，使之朝著自己所認為正確和相信的方向發展。然而，應該、刻板和要求，會使人在與他人打交道時，感受到脅迫感或微妙的壓力，當得不到滿足時，便會感到憤怒和沮喪。而這些感受和關係的撕裂，難以帶來自己想要的東西。

影響憂鬱症狀發展和維持的認知因素

這次來看看貝克所說的，影響憂鬱症狀發展和維持的各種認知因素。

（1）自動化思考

貝克認為，誘發憂鬱症的重要因素是「各種生活事件，幾

乎自動觸發了負面想法和心理」。而且，**不是深思熟慮後做出的決定和合理判斷的結果，而是迅速浮現的負面思維，又被稱為「自動化思考」。**自動化思考發生得非常快，以至於個人無法清楚地察覺，只能感知到隨之而來的憂鬱感。此外，貝克又說道：「當人們被捲入負面認知的浪潮中，放棄客觀性，甚至在他們有時間思考之前，就相信它們是合理的時候，治療的危險就出現了。」而艾里斯將這種自動化思考的概念，用下列的ABC模型來說明。

觸發事件（A）→ 想法與信念（B）→ 結果（C）

即使是同一事件（A），結果（C）也可能會因為想法與信念（B）而異。舉例來說：

過程①

事件（A）	孩子哭了	
想法與信念（B）	我必須控制一切。如果孩子哭了，那就意味著我無法控制。	孩子原本就是透過哭聲來表達自己的意思。
結果（C）	急躁、不安、迫切感，想迅速安撫，讓孩子停止哭泣的反應。	好奇心、關懷心、冷靜反應。

過程 ②

事件（A）	孩子不好好吃飯	
想法與信念（B）	孩子不愛吃，是媽媽的責任。	孩子有時乖乖吃飯，有時不願意吃，媽媽無法控制一切。
結果（C）	挫折感、不安感、內疚和自我譴責。	覺得可惜，但承認孩子的真實狀態。

即使是同樣事件，但想法與信念不同，結果也會有所不同。有時結果（C）也會成為新事件（A）。例如，對於不安和不恰當的事件（A），抱著「媽媽和孩子在一起時不能感到不安，媽媽要做好一切」的想法與信念（B），會再次經歷挫折感、不恰當感、憤怒、羞恥感等情緒的結果（C）。

這種自動化思考，似乎反映了前面所說的「失功能信念」。而且，即使察覺到自動化思考和失功能信念，也很難將其轉化為合理有效的想法與信念。實際上**在基於認知治療的諮商中，會透過質疑原本相信的合理事情，提供證據加以反駁的過程，來改變信念。**

即使大費周章地找到了合理的對策，但因習慣已固化，所以必須得反覆地告訴自己。如果知道曾經深信不疑的某件事，有可能不是正確答案，說不定也能讓自己有點喘息的空間。

一起做做看

1. 在困難的事情中，找找自動化思考。

事件（A）		
想法與信念（B）		
結果（C）		

2. 將上表 ABC 中的 B，轉為靈活的理性思考。

事件（A）		
想法與信念（B）		
結果（C）		

那麼這些「must、should」是從何而來的呢？也許是來自於社會。為了適應環境並滿足他人的期望，就命令自己將社會提出的條件，原封不動地套到自己身上。想一想你是聽著什麼話長大的。如果你是聽著「必須節省時間、情緒必須隱藏、必須冷靜和堅強」這樣的話語長大的，當你浪費時間、當你過多地表露情緒，或者當你過度興奮時，就會感到內疚。這些都是干擾自然情緒的感知和行為的陳述。此外，我們的社會也讓母愛背負了沉重的義務，這點我們稍後再談。

（2）認知扭曲

貝克所說的自動化思考，就是將現實往負面方向誇大，或是直接歪曲。因為負面思維會拒絕接受像是「任何人都可以這麼做！」的積極話語。這種**否定正面性的傾向，稱為「認知扭曲」**。認知扭曲會加重或影響心理問題。那麼，認知扭曲有哪些型態呢？

① **非黑即白**：就是二分法思考。對於自己的行為，只有成功或失敗；對於他人反應的解釋，只有稱讚或指責。沒有灰色地帶。

② **過度類化**：指藉由幾個特殊的經驗，做出全面性的推

一起做做看

1. 你是聽著什麼話長大的？

2. 試著反駁上面的話。

3. 在你的語氣中尋找「must、should」。回想一下自己曾說過的「必須要～、一定要～」。

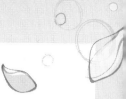

4. 試著將 3 的話，換成「want」吧。將「必須要～」換成
「我想要～、我想～、我喜歡～。」

_____

_____

_____

_____

例）

must、should	want
寶寶必須躺著睡覺。	如果寶寶能躺著睡覺就好了，但因為還只是個寶寶，所以可能無法做到。
我一定要讓孩子在九點鐘睡覺。	我喜歡孩子早點睡覺，但也有可能無法如自己所願。
作為母親，一定要得到家人的認可。	我想被認可，但這不是必要的。
我不應該表現出自己的情緒。	我想控制自己的情緒。

一起做做看

試著從自己的想法或言語中，找出認知扭曲的地方。

論。讓人產生了「總是這樣」的想法。

③ **心理過濾／選擇性抽象化**：選擇特定事件的部分資訊，將其視為代表整體的認知錯誤。和很多人說話的時候，只會注意少數對自己說話內容不感興趣的人，認為「我說的話被無視了」。

④ **錯誤命名**：指在敘述人的特性或行為時，使用誇張或不恰當的名稱。像是「我是垃圾，家裡亂七八糟」的情況。

⑤ **災難化**：思考最壞事情發生的可能性，像是「每個人都會指責我，我家完蛋了。」

未解決的課題和產後憂鬱

格式塔（Gestalt，德語為整體、形式、形狀）理論是指，當一個物體受到某種刺激時，它不會將該刺激視為一個單獨的部分，而是視為一個有意義的整體或形式，人類傾向於用整體形式來感知事物。例如，人類會將下面的三個點視為「一個三角形」。

將其擴展到治療領域，格式塔的概念意味著「個體感知到自己的行為動機」。一個人將自己的需求或情感，組織成一個有意義的行為動機來感知。像是想上廁所、想出去走走，或者想去上班等，這些大大小小的動作，都可說是人們的格式塔。

　　人們形成格式塔的原因，就是要把欲望或者情緒變成有意義的動作後，來執行並完成。而這些沒有完成或解決的欲望和情緒，就被稱為「**未解決的課題**」。舉個簡單的例子：午餐時間肚子餓了，但如果必須繼續工作，不能吃東西，那麼在工作時，想吃飯的念頭就會一直縈繞在腦海中。「無法吃午餐」這個未完成課題，會使人難以集中注意力，只想著什麼時候才能填飽肚子。

　　在格式塔心理治療（或稱「完形心理治療」）中，隨著這些「未解決的課題增加，客體無法有效解決自己的欲望，最終導致心理和生理障礙」。如果未完成的課題是非常想吃午飯，可以透過吃點零食或晚一點吃飯來解決，但如果想要實現的人生目標，仍然是未完成的課題，那該怎麼辦？如果無法考上自己想要的科系，或是不能和心愛的人結婚，或者升職考試沒通過的話，你的人生就會有遺憾和焦慮。

　　再者，如果一堆未解決的小課題累積起來，會怎麼樣呢？

育兒就是這樣一個過程。想多睡一會兒的欲望、想喝杯熱咖啡的欲望、想通電話時不被打擾的欲望、想一個人去洗手間，好好地上個廁所的欲望，每次都受挫。**未解決的課題，不僅是個人幸福的欲望，還包括對家庭中的某個人做出的犧牲**。直到把碗盤洗好之前，你要回頭看看孩子是否安全，還要三不五時脫下橡膠手套抱抱孩子，才能完成洗碗這件事。收拾屋子也是如此。也許對於那些一定要把家裡整理得非常乾淨才肯罷休的人，對這個未解決的課題會感到非常不舒服。

在育兒過程中，像這樣大大小小的事情，如果都是未完成的課題，就會造成注意力分散，並產生壓力。除了實際完成任何動作之外，未完成的課題還包括了**情緒**。

舉例來說，當我在帶第一個孩子時，經常能感受到有一股情緒在湧動，但因為我沒時間去瞭解這些情緒的真實性，而忽略了它。然後，我有時會被這股情緒操控，對孩子生氣或感到煩躁，反射性地自動做出這些反應。透過諮商，我瞭解到這股情緒其實是「**挫折感**」。明明想做好，卻因為沒做好而心煩意亂。感受這些情緒是你的課題，很奇怪吧？情緒既沒有錯也不是壞，但神奇的是，當瞭解自己真實情緒的那一刻，我覺得很暢快。直到遇到那種感覺，我才能承認自己是一個像現在這樣的好媽媽。

你是如何理解情緒的呢？是否聽過有人對你說：「你太情

緒化了」或是「你不能這麼情緒化」嗎？比起理性，我們更傾向消極地控制情緒。憑情緒行事的人，會被認為是不成熟的。然而，你有見過被稱讚時，會「開心但又有點不好意思，且會在意其他人沒被稱讚到的狗」，或是「看到美麗的事物會欣喜若狂，但又會為這東西可能消失，而感到難過的猴子」嗎？高度發達的情感，是人類專有的財產。當然，動物也是有感情的，但都是像厭惡、恐懼、喜悅和不安等原始情緒。情緒在字典上的定義是：對某種現象或事件，產生的心情或感受。不是想要就能產生，或想阻止就能阻止的，情緒是自然反應。

每種情緒都有其作用，能使有機體對陌生事物保持警惕，對危險事物產生恐懼，以及對腐壞的事物產生厭惡，以保持有機體的安全和健康。緊張和不安的情緒不會停留在當下的狀態，而是讓人們為某件事做準備或奮鬥；快樂成為生活的原動力，使人們找到工作和生活的方向，愛和幸福加強了共同體的團結。因此，情緒絕不能被忽視，我們也不應該感到自卑，情緒應該被傾聽，並作為人們生活中的指南針。當然，不舒服和感到有負擔是事實。當你試圖感受情緒時，很多情況下你根本感受不到任何情緒。但是，**如果你一點一點地練習注意、接受、理解和表達自己的感受，就會逐漸習慣，並成為一種日常生活。**

要不要試著傾聽看看，你在分娩後經歷的各種情緒呢？

當這些情緒不是以大怒或憂鬱，而是小挫折、失望、遺憾和恐懼等細微情感來表達時，人們才能清晰地看待這種情感，並繼續前進。此時，最重要的是「正念」，是一種「保持留心的狀態」，意味著在當下不加以評論，並傾入注意力。**不批評、不評論的態度是很重要的**。不是問自己：「我現在為什麼會這樣？」而是用腦袋思考：「我的身體怎麼樣？我感覺如何？」並在感覺上稍做停留。

　　若想覺察到自己的感覺，「停留」是必要的。要在每分每秒都忙不停的育兒生活中停下來？說不定這聽起來有點荒謬。深吸一口氣，即使只有一秒鐘，也要停留在體內，並試著覺察每一瞬間。可能會感覺到肩頸僵硬、聲音高昂，或是內心炸裂，現在可能也無法做任何事情。儘管如此，**請試著安撫最貼近自己的自我：「是不是太忙了？覺得力不從心吧？」並用心感受自己的情緒：「原來我現在很害怕、我現在覺得很可惜。」哪怕只有二〇％的效果，如果能安慰自己，使自己平靜下來，就會感覺好一些。**

　　「正念」是格式塔心理治療等現代心理治療理論中，最強調的概念之一。現代正念冥想教父喬・卡巴金（John Kabat-Zinn）和他的妻子麥菈・卡巴金（Myla Kabat-Zinn）在《正念父母心，享受每天的幸福》（*Everyday Blessings: the inner work of mindful parenting*）談到，要時時刻刻透過正念來養育子女。

他們說，當覺知時，「內心的批判者」必然會出現，但治療的本質就是將自己置身當下。「不應該有這種感覺、我沒有魅力、我軟弱又自私」，不要對自己做出如此的批判，而是應該接受我現在「就是這樣」。另外，**正念是注意自己正在做的事情，包括正在做的選擇，不同於立即做出判斷和自動反應。**

　　這是為了擺脫一切都要按照自己的想法進行，對瞬間的想法和感覺保持清醒，不被情緒影響。在習慣之前，可能會擔心這是一個陌生的概念，聽起來很抽象，但是一旦習慣後，隨時注意自己內心的這個舉動，就會變成常態，有助於保護自己、表達自己，及健康地做出反應。**如果想練習正念，請專注於「呼吸」。**如果能感受到自己的呼吸是否急促、是否有停留在胸前、是否緩慢、是否無法吐氣而屏住呼吸等，就可以專注於自己身體的感覺和現在的狀態。

　　塔拉‧布萊克（Tara Brach）在其著作《全然接受這樣的我》（*Radical Acceptance*）中，談到了「徹底接納」的概念。徹底接納是意識到自己內心正在發生的事情，並以開放、仁慈和愛的態度，看待自己所看到的。如果被「必須做更多才能更好、我不完美，我需要更多才能快樂」這樣的想法所驅使，就無法關注當下。因此，除了正念之外，重要的是「慈悲」。慈悲是一種以溫和仁慈的方式，將自己所感知的事物聯結起來的能力。與其抗拒恐懼或悲傷的情緒，不如用照顧孩子的母親的

愛，來擁抱自己的痛苦。

我們生活在一個總是需要做點什麼，需要取得成果的世界。在育兒方面也很容易成為那樣。對育兒進行批判和評價，認為應該做得更好，而鞭策自己。但是，請暫時遠離社會的批判和標準，希望這個育兒的時刻是一個能認識真正自我、傾聽自我內心發生的一切的機會。

卡巴金夫婦說：「安靜清醒的時間，可以滋養身體和靈魂，特別是有年幼子女的父母，更需要這段時間。」卡巴金夫婦在書中寫道：「無論何時，只要存在於此時此刻就足夠了。因為你『已經』是你。只要按照現在的樣子存在，就可以了。」塔拉‧布萊克也說：「不完美不是我們個人的問題，而是存在的自然部分。」去感受此時此刻的樣貌也沒關係。你的感覺並沒有錯。

哀悼和產後憂鬱

根據美國精神分析協會的《精神分析用語和概念》（*Psychoanalytic Terms and Concepts*），**哀悼**聽起來像是一個與所愛之人的死亡有關的詞彙，但實際上指的是，**對喪失所有有意義事物的正常反應**。哀悼的過程是充分經歷了悲傷、驚慌、失落感、思念、後悔、內疚等，伴隨著失落的情緒。

一起做做看

1. 瞭解自己的感受。

   ① 感受一下身體的感覺。靜靜地注意自己的身體,從頭到腳感受一下。是緊張、蜷縮,還是垂頭喪氣了?是否有緊握、隱藏,或是移動的部分?感覺一下身體感受到了什麼,以及想說什麼。

   ② 找找關於感情的詞彙。除了心情好和不好之外,找找看能更細膩表達內心感情的詞彙,尋找能把這種感情表達得淋漓盡致的心靈名字。幫你的心起個名字,它就會變得更加鮮明。不是因為未知而害怕和感到沉重的對象,而是可以理解和調節的對象。

2. 開始寫情感日記吧。

   寫下今天的感受、發生的事情等。如果找不到確切的感覺,請大聲閱讀下面的詞彙,並找到與你產生共鳴的詞。這些都是我在接受諮商培訓時,實際收到的活動單內容。

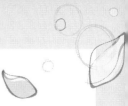

· 感受詞彙目錄

心痛／顫抖／不好受／擔心（擔憂）／恐懼／痛苦／困惑／同感
／噁心／倦怠／可愛／想念／期待／高興／心情不好／緊張／沮
喪／尷尬／厭煩／驚訝／流淚／鬱悶／暖和／發抖／害怕／心情
沉重／滿足／有魅力／畏怯／討厭／害羞／愉悅／反感／感到背
叛／感到報復／不好意思／羨慕／氣憤／不安／不幸／欣慰／悲
慘／愛（討人喜歡）／爽快／忌妒／惆悵／傷心／難過／驚悚／
生氣／起雞皮疙瘩／感到被冷落／難為情／悲傷／爽快／神經質
／興奮／厭煩／遺憾／焦急／惋惜／黯淡／可憐／氣人／可恨／
無言／冤枉／不高興／嫌惡／擔心／孤獨／想哭／悶悶不樂／怒
火中燒／感到壓迫／懷疑／自豪／產生自信／有信心／刺激／有
趣／焦躁／愧疚／享受／無趣／慘澹／焦慮／舒服／累／恨／幸
福／空虛／徒勞／虛脫／厭惡／好感／幻滅／恍惚／後悔／欣慰
／興奮／有勁

我也想知道，將分娩與失去親人的悲傷相提並論，是否太自私。然而，雖然喪失對象所佔的比重、喪失的意義、喪失的影響可能存在差異，但所有喪失所伴隨的情緒，都是相似的。

作家金亨京透過他的著作《美好的離別》，講述了在人們生活中，日常哀悼的必要性。「物體、空間和環境、職場、抽象事物和年輕的自己，都可以成為哀悼的對象。」此外，維瑞娜・卡斯特（Verena Kast）在《哀悼》（*Trauern*）中寫道：「對於我們何時應該和不應該悲傷，以及哀悼時間持續多長，都有一個既定框架，這對哀悼產生極大的阻礙。」又補充說道：「對於哀悼對象和哀悼時間，都沒有固定的規則。如果對某事有著緊密的情感連結，那悲傷的程度也隨之加劇。作者又說道，即使是流產或離婚，也需要充分的哀悼。哀悼的對象可以是寵物、舊車、喜愛之人所送的禮物、幸福旅行的結束、有感情的家等，全部都適用」。

「這些都是離別，並經歷喪失感。**充分理解和接受隨之而來的心，這就是哀悼和治癒。**另一本講述哀悼的好書，威廉・華登（J.William Worden）的《悲傷輔導與悲傷治療》（*Grief Counseling and Grief Therapy*）中也提到了：「雖然處理喪親之痛的重點，在於死亡導致的喪失，但這些原則亦適用於哀悼喪失的各種類型，如：離婚、身體截肢、失業、暴力受害者經歷的喪失。」

分娩是讓產婦的身體經歷極限痛苦和變化，接近死亡的過程。實際上，女性在分娩前後會經歷身體的變化。例如生產前會出現孕吐、副乳和妊娠紋等，產後則經歷體型和體質的變化。心理方面又是怎麼樣呢？成為母親後，有時會用「已死」來形容過去的自己。例如，在中國電視劇《三十而已》中，「顧佳」這個人物說：「出月子的第一天，我突然感到顧佳已經死了，活下來的是許子言的媽媽。」在穆玲瓏作家的《沒有屈辱的生產》中也提到：「產婦去過比生活更接近死亡的某個世界，像是把所有能量都耗盡的傷兵。」

　　有些文化認為生與死是相關的，或是從生產力的角度來看待女性生產這件事。娜歐蜜・沃爾夫（Naomi Wolf）在自己的著作中寫道：「先祖們將懷孕的女人視為死去的女人。」奧爾娜・多娜絲（Orna Donath）在《後悔當媽媽》（*Regretting Motherhood*）中寫道：「女性在懷孕期間挖自己的墳墓。如果在分娩後活下來，就是先挖起鬆軟的泥土進墳墓裡。如果在分娩後四十天還活著，墳墓最終將關閉。」**成為母親的經歷，雖然令女性感到無比的喜悅和驚喜，但在物理上接近死亡，在心理上則是自我認同的喪失。**

　　許多女性在生下新生命後，都會經歷喪失自己的人生。他們喪失了原有的身體和激情，喪失了浪漫或現實的關係，喪失

了自我，喪失了創造力，甚至喪失了語言能力。成為媽媽後，我第一次重新發現了自己沒有語言能力，因為從我嘴裡說出來的話，是別人聽不懂的喃喃自語。

——奧爾娜‧多娜絲，《後悔當媽媽》

　　我以前很喜歡寫文章，可是生完孩子後，有近兩年的時間，無論什麼樣的內容都無法完成。因為很難明確區分作為自己，以及作為母親時的想法、感受和經歷。「我有這種感覺，但作為母親的我，怎麼能有這種感覺呢？如果身為母親的我有這些感受、想法和經歷，好像會被批評。」因此我感到非常混亂。雖然產後憂鬱症也是原因之一，但我的文章幾乎都在像是「好累、哭了」這種簡單字句中結束，除了關於孩子的片斷紀錄外，其他的文章都沒有完成。這是指語言的喪失和無法表達自己的經歷。因無法表達清楚存在的主觀體驗，所以是最具有創意和創造性，同時也是最難以理解的狀態。

　　人本主義諮商理論創始人卡爾‧羅傑斯（Carl Rogers）的女兒、藝術治療先驅者娜塔莉‧羅傑斯（Natalie Roge）說道：「哀悼過程中所使用的表現藝術，是失去親人或自己的某些部分時，表達和轉換內心各種情緒的語言。因為這個時候，話都卡在喉嚨裡，連自己的心態都無法認清。」從她的話中，能知道需要為自己失去的某些部分哀悼，而在這個過程中，承

認和表達自己的心理狀態是困難的。

我環顧四周，以理解這種陌生的情況。然而，**周圍已經變成了一個，大家都說「你現在只是一個母親」的世界**。我們發現自己處於與他人的關係中，但與自己關係最密切的人是孩子，因此沒有人能充分告訴我，我到底是誰。嬰兒是一個會哭、會吃、會睡，並且只為生存而需求的存在。順應孩子要求的生活，已經成為一種理所當然，所以我感到空虛和失落，但自己卻沒有時間意識到這一點。

伊莉莎白・庫伯勒・羅斯（Elizabeth Kubler Ross）是研究喪失和哀悼概念最精通的學者之一，她將哀悼的階段描述為：**否認－憤怒－討價還價－沮喪－接受**。為什麼不是產後憤怒，也不是產後焦慮，而是產後憂鬱？沒有認清自我已迷失，所以無法否認，更不能為當了媽媽而生氣。想想看，如果你適應目前的情況並妥協的話，那憂鬱的階段還會馬上到來嗎？

以前睜開眼睛就去照鏡子的我，現在一睜眼映入眼簾的，就是孩子的臉龐。洗臉前，得先思考要餵母乳還是配方奶。去醫院時，和我的名字相比，孩子的名字被叫的次數還比較多。需要寫孩子的身分證號碼，但會在不自覺的情況下，寫成自己的，只能擦掉重寫，或再拿一張新的填寫。意識到自己失去的存在，就是擦掉的那一刻。

精神分析之父佛洛伊德在《精神分析基本概念》中，將哀

悼解釋為一種正常反應，將憂鬱解釋為一種病態反應，而哀悼與憂鬱的區別在於，哀悼的人知道自己失去了什麼，而憂鬱的人雖然知道自己失去了誰，但卻不知道失去了什麼。維瑞娜‧卡斯特在《哀悼》中，以佛洛伊德的理論作為依據補充說道：「在憂鬱症的情況下，**對象喪失的部分並未整合到意識中**。另外，還有一點不同之處在於，佛洛伊德指出，在哀悼中，與對象的關係是簡單的，但在憂鬱症中，**同時存在著對對象的愛與恨的矛盾衝突**。」

　　首先，我們要知道自己喪失了什麼，是否真的有失去。對此，威廉‧華登在《悲傷輔導與悲傷治療》中提出了「哀悼任務」。第一個就是「**接受失落的事實**」。後面我會再進一步敘述哀悼任務。正在閱讀文章的你，對於因生育而面臨各種喪失這件事，有什麼想法呢？

我們失去了什麼？

　　我個人對過去自由的生活，有著非常強烈的喪失感。晚上出門、週末睡懶覺、自由的職業活動和消費、自我提升和發展、起床後的短暫片刻時光、一個人吃的悠閒午餐、輕鬆的肩膀、平穩的呼吸等，每一件小事都是。

　　生完孩子後，我也不可能以過往的方式，繼續享受生活

了。像是睡前反覆播放自己喜歡的音樂，或者發呆、放空，或是寫作與學習，以及去旅行。也不能和丈夫睡懶覺起來後看電影，在茶館平靜地看著對方的臉對話。取而代之的是，回答孩子的牙牙學語、看著孩子的臉，以及拍照和分享等，這些事已經成為日常生活。

在這種狀態下，我也完全接受了自己是媽媽的這個新身分。然後，如果出現感覺不符合媽媽身分的情感——恐懼、不安、懦弱、怨恨、憤怒等關鍵字，就會發生衝突。另外，如果無法消除已經發生的衝突，就會想盡辦法處理。

處理它們的方式很簡單，就是「按下（壓抑）」和「認為沒有（否定）」。想著：「我沒事，我只有愛，我能做到！」相信自己能做到，也必須做到。但是，負面情緒不會因為這樣壓抑和否定而消失，會一直在周圍打轉。這時，又有一個簡單的方法，就是「指責自己」。因為難以接受看起來既害怕又軟弱的媽媽，所以指責自己不堅強。「為什麼不能像其他媽媽一樣堅強？」還有，連討厭的心都無法接受。「媽媽缺乏母愛、這是你的選擇。」也是指責。

折磨我的，以及不得不感受到的，我努力不再去感受。如此一來，就會變得麻木，很難知道感情的真實面目。一團沉重的情緒在我周圍打轉，那就是「憂鬱」，比失去了自由還要嚴重。曾經那個不管說什麼都沒關係的我，不管感覺到什麼都沒

關係的自己，我連那個都失去了。**我失去了我自己。**

以前的關係也失去了。對丈夫來說曾是女性的我，以及對父母來說，曾是女兒的我，**現在這些關係都被隱藏，以母親的身分重生。**當著任何人的面餵奶、話題全都是孩子，聊的都是孩子有沒有吃好、睡好，以及我作為媽媽，為了孩子做什麼事等。

我想起了結婚前，第一次把丈夫介紹給父母的那一天。我們決定在一間安靜舒適的茶館見面，我和丈夫戰戰兢兢地並排坐在一起，等著我的父母到來。因為丈夫很緊張，所以我跟他說：「有我在，相信我。」但當我爸媽走進來時，剛剛安撫丈夫說的那些話，就被拋諸腦後了，我的眼淚開始流下來（不知道是不是我本來就愛哭，跟產後憂鬱症沒有關係）。

「我總是和父母一起出發，朝著同一個方向前進，但現在他們從另一個方向出發，和我相遇。如果說，以前我是和父母看向同一個地方，那麼現在，我是和丈夫一起面對父母。」面對父母對我來說象徵著獨立，也觸動了我的淚腺。

結果那天，除了我以外，其他三個人都和樂融融地聊著天，我們的關係就這樣重組了。從同住的女兒到搬出去的女兒，從搬出去的女兒到孫女的媽媽。當然，女兒的身分也沒什麼變化。為了讓我知道這一點，爸爸親切地叫我：「我的女兒禎殷。」但是，他們也和我耳提面命：「媽媽要先試吃孩

子的食物、媽媽要堅強。」對父母來說，我是女兒，也是「媽媽」。

一旦懷孕，公司就不續聘。我的工作是一年一聘的合約，所以我不奢望能休育嬰假，但不續聘這件事，是我第一次瞭解到社會是如何處理女性懷孕的。感覺失去了歸宿，失去了等待自己的地方，失去了需要自己的地方。

「在當媽媽之前開始學習心理諮商比較好，因為還年輕，可以成為教授。」之前聽到這些話時，雖有期待感，卻也感到負擔。需要數百小時的受訓時間，才有資格以心理師的身分教導人。大多數課程都在週末或晚上進行，並且一次持續很長時間。週末丟下孩子去上課？我感覺十年後才有可能。曾經想成為一個領域的專家，發揮影響力的我，感覺連自己能達到的目標，能發揮的最大價值都失去了。

當我致力於育兒時，其他人正在累積經歷、不斷地學習，在職場上迅速升遷，但我只能接受自己無法如此有發展，並因為覺得自己毫無存在感，而感到焦慮。我想成為一個特別的人，我想成為一個有能力的人，但又擔心自己可能會安於平庸的生活。以往能輕鬆談論和判斷的事，也像是遇到海浪的沙堡一樣，轟然倒塌。我對於自己以朋友或心理師的名義，對「母親」這個角色做出判斷和建議，感到非常後悔和羞愧。

之前說過的話，我無法理直氣壯、毫不猶豫地再次說出

口。身分喪失和混亂，以及價值觀混亂等言論，像是「我是誰？該如何生活？什麼是對？什麼是錯？」的判斷標準已經喪失。就像是孩子和羊水一起離開後，依然無力地垂下的肚子一樣，**我的內心已無法用新的價值觀和判斷填滿，感覺空蕩蕩的。**

對於覺得喪失了很多東西，而被壓倒的產婦，誰能叫他不要哭呢？又如何能不流淚呢？在說出「因為是你做出的選擇，所以必須忍耐」這種話之前，想想每個人在生活中經歷過的喪失，或許就能稍微明白一些。珍貴如寶石般的孩子，即使失去了這一切，也能重新選擇。雖然成為了人生目標，但失去的就是失去的，眼淚就是眼淚。

威廉‧華登說道：「**接受失落的事實，不僅是理性方面的接受，也是情感方面的接受，這需要時間。**」雖然腦中想著：「現在我是一個母親，我可以忍受，其他人都是這樣長大的。」但情感上的接受可能會痛苦，以及需要很長的時間。因此，有必要承認和理解周圍可能存在憤怒、剝奪、委屈、渴望、悲傷、焦慮和無助等情緒。當然，作為一個父親，他又何嘗不是失去了什麼？

如果是一位將育兒當成共同任務，並關心妻子的丈夫，也會失去很多。現在有很多男性，會把和妻子一起育兒這件事放在首位。因此，他也失去了週末睡懶覺、休息、下班時喝一杯

的自由。但是，不可否認的是，女性經歷懷孕和分娩，導致身體和體型的變化、身體功能的衰退、養育孩子導致的職涯中斷等，還是失去了更多東西。我不是想比較到底是女性失去的更多，還是男性失去的更多，與其這樣，不如為自己所喪失的，以及共同喪失的事物哀悼，談談彼此能夠如何彌補這份喪失感。

如果說，威廉・華登哀悼的首要任務是「接受失落的事實」，那麼第二個任務就是「**體驗悲傷的痛苦**」。接受喪失的痛苦並去體驗這個過程，是必不可少的，否則，痛苦會透過身體症狀或不正常的行為，明確地表明自己的存在。根據《悲傷輔導與悲傷治療》，有的人會拒絕接受這項任務，因為他們即使在受苦，也不想感到痛苦；有的人則透過回憶美好的過去，來避免不愉快的想法，這是自我保護的防衛機制。

再次強調，**憂鬱與悲傷不同，憂鬱是指在沒有真心接受喪失的情況下，感到絕望的狀態**。在萊斯利・葛林堡（Leslie S. Greenberg）的著作《在心理治療中如何處理情緒》（*Working with Emotions in Psychotherapy*）說道：「當感到悲傷時，感受悲傷也是必要的過程。如果阻斷或過度控制悲傷，哀悼任務就無法順利完成。」

「如果無法好好哭泣，呼吸就會停止，胸部、喉嚨和臉部的肌肉也會停止。（略）當你發現自己處於這種情況時，就會

知道，生氣比感受和表達悲傷要容易得多。」很多媽媽對於自己和孩子生氣的模樣，感到身心俱疲，我也不例外。上面這句話讓我們反思憤怒背後的情緒，告訴我們正確感受悲傷的重要性。

控制眼淚並不能使悲傷消失。雖然不能叫你在不憂鬱的時候憂鬱，不哭的時候哭泣，但生第二個孩子的時候，經常會出現生第一個孩子時沒有的產後憂鬱。或是，莫名的憂鬱感會導致育兒憂鬱，並成為慢性憂鬱症。如果沒有可以敞開心扉哭泣的空間或支持，使得悲傷被阻斷，哀悼任務就無法完成。如果這種悲傷用憤怒表現，夫妻之間的衝突可能會加劇，或者對孩子表現出憤怒。

對於這句話，你可能會反問：「等等，所以意思是，成為媽媽後應該要哭暈，然後懷念過去嗎？」 我所想的哀悼，不是一味地遮掩照片，而是撫摸著、思念著，以及注視著。如果因為想念而哭泣的話，請不要停止，就那樣繼續哭泣吧。**與其當媽媽後，就假裝自己不曾存在，或是放棄不再擁有過去，我更想看看過去的自己是什麼樣的人、什麼時候感到幸福。將本來以為理所當然，卻並非如此的珍貴之物，再次一一注視、理解、送別，就是一種哀悼。**

第三個任務是「**適應**」。威廉‧華登將適應分為「外部適應、內部適應和心靈適應」。外部適應是大多數母親都已經

在做的「適應日常生活」，像是常見的綁頭髮、餵母乳。內部適應是「適應自我情感」，這是對憂鬱感影響極大的部分。心靈適應是「喪失的適應」，是影響價值觀和看待世界方式的部分。心靈上的適應，決定了喪失的經歷是否仍然是一種不可逆轉的創傷，或者是一個重新獲得生命意義和成長的契機。

大衛・凱斯勒（David Kessler）是悲傷和哀悼方面的專家，他與伊莉莎白・庫伯勒・羅斯合著了《用心去活》（*Life Lessons*）和《當綠葉緩緩落下》（*On Grief and Grieving*）。他在伊莉莎白・庫伯勒・羅斯的哀悼的五個階段（否認－憤怒－討價還價－沮喪－接受）中，增加了一個階段。它是五個階段的下一個階段，也是五個階段匯集和完成的階段──意義。

只有當我們在喪失中找到意義時，才能真正地克服痛苦，並治癒餘生。他在《意義的追尋》（*Finding Meaning*）中說道：「如果認真對待和實踐這個意義，就會發現悲傷可以轉化為更充實且豐富的事物。」又補充說道：「不一定要規模大才能找到意義，只要下定決心，在細微的瞬間也能找到意義。」

即使沒有讀過這本書，你也可以透過現實生活瞭解這個過程。我也有意無意地在這個過程中，經歷了治癒和成長。

雖然失去了美麗的外表，但這並不是全部。我知道當丈夫看見我在餵母乳、溫柔地和他說話、冷靜地哄著孩子時，他覺得這些畫面很美，是一種新的感動。知道我如此想要孩子，起

床後連洗臉和刷牙的時間都沒有，依舊那麼強烈地愛著我，這也是一種感動。由於我的職業生涯中斷，諮商實力正在下降，這一想法也讓我更加想要學習。以往，獲得能讓外界看見的資格或地位非常重要，但現在，真正的自我滿足和幫助來訪者的心，是齊頭並進的。

為了養育孩子，我在職場上的成長比別人緩慢，這反而成為我強大的動力。後勁弱，很容易半途而廢的我，一開始就設定了很長遠的目標。「做就對了。走著走著就會到達了」的想法，成為了一種力量，即使面對緩慢和變數也不會動搖。

我瞭解到，成長不僅是填滿一堆知識，有了孩子的生活，給了我許多思考的機會，讓我成為了一個可以將這些苦惱的東西應用到生活中，並反思自己生活的人。即使應用失敗，也成為能讓我更加成熟的財產。

我能夠鮮明地看見人們是如何生活的。雖然無法完美判斷什麼該說，什麼不該說，但我已經成為了會再多思考一次的人。只要有人帶著孩子來到這裡，我就可以預見他們走到這裡的過程和前路的坎坷，因此會對這些人用心款待。瞭解了生兒育女的過程後，也會將「這也是有可能」的觀點，應用在他人身上。

最重要的是，我做得最好的喪失，就是失去了自己的「假象」——以為自己很了不起，最應該備受照顧的假象。拋棄了

假裝與別人不同、高傲自以為是的樣子，踏入現實，對別人表現出軟弱的模樣。此外，對別人看到我軟弱樣子時的敏感度降低了，取而代之的是，歸屬感增加了。最重要的是，生活變得有了意義。在艱苦的生活中，能讓人每天都展露笑容的存在，就是孩子。

這個過程是人生中最需要的成長點，當從一個安逸地接受幫助的子女身分，轉變成幫另一個人的生活做決定、承擔責任時，自己只能變得更強大。但曾經有陣子的喪偶式育兒，讓我感到痛苦、憤怒和自卑，直到有次參加一場講座時，我意識到這段時間，就是經常在女英雄神話裡會出現的「洞穴時間」。就這樣，我遇見了比誰都強大的自己。當意識到自己喪失了什麼時，我強烈地體認到，「其他東西也可能會喪失」的這一事實。

當知道生活可能會在一瞬間發生改變，無法充分回報自己所得到的愛，而時光依舊流逝時，又強烈地感受到這種喪失感，並產生了巨大恐懼。覺得孩子長得慢，因此感到很鬱悶，但又擔心孩子一瞬間就長大，會懷念以前的樣子。看著父母幸福的樣子，害怕他們會分開。即使是還沒有經歷過的喪失，也會感到害怕，並覺得剩下的生活非常沉重。這被稱為「真實的感悟」，即意識到一切都是有限的。對人類來說，死亡是不可避免的，所以記住死亡會引發不安，但另一方面又會讓你覺得

現在更有價值。

　　要記住，現在也會成為過去，要好好珍惜眼前事物。你會因為害怕而選擇不愛嗎？會因為總有一天得經歷喪失和悲傷，而停止愛嗎？諮商的結果顯示：並不會。凱斯勒在《意義的追尋》中說過：「假如你愛了，終有一天會體認到悲傷，我們需要忍受悲傷之後的勇氣。」

　　在非常幸福的瞬間，我們會害怕。這感覺就像是電影或電視劇中的主角，在度過溫暖幸福時光後，突然就會有不幸的事發生一樣。珍妮佛‧希尼爾（Jennifer senior）在著作《你教育孩子？還是孩子教育你？》（*All Joy and No Fun*）中，稱這是「不祥的喜悅」，「只要是父母，幾乎所有人都會經歷『不祥的喜悅』。（中略）但是父母沒有這種感覺的話，怎麼能體認到恍惚的經歷呢？這些感受是父母為他們的快樂和無盡的連結性，所必須付出的代價。這就是為什麼喬治‧華倫特（George Vaillant）也說，把快樂翻過來，就是悲傷；把悲傷翻過來，就是快樂。」

　　原來這就是愛！我對自己的喪失感是因為愛自己；對父母的愧疚感是因為愛父母。失去自由的悲傷和嚮往，來自於熱愛自己的生活、想好好生活的渴望，如果沒有一顆愛孩子的心，就無法感受到育兒的重擔，以及不順心的惆悵失落。

當時，這一切似乎永遠不會結束，但現在一切都已成為過去。兒童經歷的每個年齡和發展階段，都有自己的劇本。告訴自己，這一切都會過去，並專注於現在必須做的事，這一刻，可能會成為一份意想不到的禮物。

——喬‧卡巴金、麥菈‧卡巴金，
《正念父母心，享受每天的幸福》

如果知道無論什麼事情，「總有一天會結束的」，與其每天都在哀悼生活，如果好好迎接，以及好好度過今天的話，那結束時的悲傷、衝擊和遺憾，也會比較小了吧？

孩子比想像中成長得快，所以每一天都覺得格外珍貴。像現在這樣的小手只有今天，像現在這樣臉頰上的細毛，很快就會消失，像現在牙牙學語的聲音，兩年後也聽不到了。覺得汗味、嘴巴味道、腳的味道很香的日子，也不會長久。

知道生命總有一天會結束，剩下的就是活著，去愛、專注於今天、做自己能做的，對自己說好話，讓自己的一天充滿幸福。看著眼前人的眼睛，遞上甜言蜜語。一起吃好吃的東西，一起笑開心的事，睡前互相依偎擁抱，這就是我們要做的事。

一起做做看

1. 畫下或寫下自己懷念的日子。盡情地想念吧。

_____

_____

_____

2. 炫耀一下「往年的我」。

_____

_____

_____

3. 回想自己曾送別的對象（時光、空間、人、事物等）。向
   其中一項道別。

_____

_____

_____

4. 寫封信給作為新認識的媽媽的自己。

_____

_____

_____

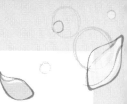

5. 把自己喜歡的、愛的、感到幸福的東西都寫下來。

_____

_____

_____

6. 想像一下，在遙遠的將來回顧這個時期，會是什麼感覺。

_____

_____

_____

從社會文化層面
瞭解產後憂鬱

（1）分娩

如果分娩的經歷一直是痛苦的記憶，那瞭解一下分娩的歷史會比較好。想自然分娩但卻無法、因剖腹產無法立即親餵、分娩時發生意外等經歷，會影響產後憂鬱症的存在、嚴重程度和持續時間。

分娩也反映了當地的文化和歷史背景。根據時代的不同，被認為是最好的分娩方法和協助分娩的人，也發生了變化。剪會陰、剃毛、灌腸，這些常被稱為分娩三大恥辱，也是根據時代和研究結果來判定是否推薦。曾經有一段時間，我們現在認為如此重要的初乳和母乳餵養，也被負面看待。蒂娜·卡西迪（Tina Cassidy）著作的《分娩，其驚人歷史》（*Birth: The Surprising History of How We Are Born*）是一本關於分娩史的書，這本書告訴人們，我們現在所相信的最好事物，是基於歷史背景、群體利益、價值觀和信仰而定。

瞭解這些後，雖然不知道心情會不會比較釋然一些，但人

們對分娩的看法必須得改變，無論是手術或打無痛進行分娩都不容易。在穆玲瓏的《沒有屈辱的生產》中：「分娩的艱辛大多被縮減為個人的勞動，且往往被低估，而且主體沒有被賦予解釋分娩經驗的權力，因此無法留下知識或歷史。」所以，孫輩們把祖母的分娩當成英雄故事般流傳，這就造成了矛盾。

　　我想，如果向作為分娩對象的女性及其家人，提供足夠的資訊，彌平生產時的資訊落差，讓他們做出選擇，會是如何呢？據說，由於生育率下降，以及分娩次數相對減少，能接生的婦產科也變少了，說不定我們需要的是，關於如何以舒適和尊重的方式分娩的社會討論和氛圍。我們應該警惕那些強迫性控制一切的分娩方式，考慮能讓我們更主動地參與分娩的方式。失去對自己的控制感，以及被動的分娩方式，使產婦成為了客體，而不是生育的主體。

（2）女性和當媽媽-我們為什麼會想當媽媽？

　　在成為媽媽之前，對於自己想當媽媽的理由，是否經過深思熟慮呢？我沒有。因為年紀大了，想結婚生子、因為別人生孩子，我也很想生。我沒有仔細思考成為母親後，自己的餘生會變得如何，也沒能具體瞭解，作為媽媽的二十四小時是如何度過的。

　　奧爾娜・多娜絲在《後悔當媽媽》一書中說道，在沒有充

分考慮的情況下就當媽媽，是「被動的決定」。不思考自己是否想當媽媽，以及當媽媽後會為自己帶來什麼後果，很難說得上是「完全自由的決定」，只是隨波逐流。

此外，在社會上，女性成為母親這件事，還遭受到了各種限制。首先，年紀大且沒生孩子的女性，會被明示或暗示地要求成為母親。按地區顯示育齡婦女人數的出生地圖，使未婚女性背負著「當然會結婚」的期望，這曾經引發過爭議。社會期望已婚婦女總有一天會成為母親。有時候，因為不是媽媽，可能會沒有歸屬感，或是很難被認為是一個成熟的人。這些人也認為自己在周圍已成為母親的女性關係中被排除，或者認為自己不成熟。**當媽媽後很難形成歸屬感，諷刺的是，當媽媽前也很難形成歸屬感。**像這樣，無論女性是否成為媽媽，都會被社會賦予相當多的限制和要求，諷刺的是，理由通常也來自他們是／不是媽媽的身分。

我也曾擔心受育齡期的生理限制，不能及時生下一個健康的孩子。**我把自己的身體工具化了。**因為害怕當不了媽媽，為了促進血液循環，我喝紅棗茶和生薑茶，並接受子宮肌瘤的治療，對自己一年一年地衰老，感到很惋惜。為什麼要有孩子？我想成為什麼樣的媽媽？我完全不知道養育孩子是怎麼樣的生活。我並不是說，不會再做出同樣的決定，而是如果自己能更瞭解後再做出選擇，就不會那麼辛苦和措手不及了。

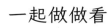

一起做做看

1. 你對當媽媽有什麼了解？

_____

_____

2. 什麼原因讓你想當媽媽了？

_____

_____

3. 現在當媽媽是一種怎樣的體驗？

_____

_____

4. 寫下你的感受和想法。

_____

_____

5. 即便如此，想想你想成為什麼樣的媽媽。

_____

_____

在美國，作為性教育的一部分，學生要照顧剛出生的電子寶寶一週，電子寶寶就像一個真正的嬰兒一樣。在這一週內，學生需要每隔幾個小時，在感測器插入帶有哭泣原因的卡片，例如：肚子餓、拍嗝、換尿布等。這是一件有意義的事，因為如果以前看著弟妹或侄子長大的樣子，就會自然而然地知道什麼是養育孩子，什麼是負責一條生命，但現在就不是了。如果能用這樣的方式體驗育兒的話，我想衝擊會小一些。我認為這不僅是為了緩解產婦的產後憂鬱感，也是能識別是否為負責任的成人的好方法。不僅是生育，人生幾乎所有的領域，都是走一般人走過的路，但比起盲目追求，如果能反思自己期望的理由等，那就再好不過了。

（3）母性的義務性

親子關係專家、《孩子為什麼拒絕父母》（*Rules of Estrangement*）一書的作者約書亞・科爾曼（Joshua Coleman）說，母親沒有男性所具有的心理防衛機制，母親們說，根據母性的一般定義，他們必須義務性地按以下方式行事：

- 如果關心孩子，就把自己放在最後。
- 不停付出，直到成傷。
- 即使不應該犧牲的時候，也要犧牲。

- 經常擔心孩子。
- 要竭盡所能地幫忙，並全神貫注於孩子的幸福。

在穆玲瓏的《沒有屈辱的生產》中說道：「**關於爸爸應該是什麼樣的存在，好爸爸應該是什麼樣子的討論，很難成為熱門討論話題，但媽媽總是被貼上好媽媽、壞媽媽等人為區分的標籤。**」如果在醫院裡，有爸爸因為不記得孩子的身分證號碼而手忙腳亂，人們會如何評論呢？也許會給予帶孩子的爸爸肯定的評價，即使爸爸不知道孩子的身分證號碼。但如果媽媽不記得孩子的身分證號碼，很有可能就會得到否定的評價。

許多心理學理論都強調了母親的作用，最近有人提倡要將這個詞改為「**主要照顧者**」，**無論是母親、父親還是祖母，但我們仍然知道這指的是母親。**「母親的教養態度，會影響孩子的性格和發展。」「媽媽怎麼可以說出那種話呢？」「作為媽媽，你可以的！」這些話，在我成為媽媽之後，就成了沉重的枷鎖。

更令人痛苦的是，這些理論並不是空穴來風。實際上，我在現場看到、聽到、學習到和經歷到的，都表明了父母養育態度的重要性。雖然不能排除氣質等先天特性，和其他環境因素，但孩子與主要照顧者付出的時間和互動的品質，都非常重要。那麼該怎麼做呢？至少，應該注意到人們對母性賦予了什

麼樣的義務性和期待。這就是開端。我們不應該把全部的養育義務都推給「媽媽」，媽媽也是一個人，一個人永遠無法給予高品質的養育，所有人都該分擔責任，並停止批判。

作為一個女人和母親，我感到相當沉重。當我看到將尚未上學的孩子滯留家中，獨自出門，或讓孩子放學時間獨自一人待著的母親，我發現自己會有：「誰來照顧孩子？」的疑問。因為我知道將孩子託付給某人，然後自己出來的過程並不容易，而這個問題本身就假設了「現在應該照顧孩子的人，當然是媽媽」。

如果既是女性又是母親的狀態，內化了「我沒有照顧孩子而在做其他事」的內疚感，那將是非常不舒服的。當丈夫說：「最近孩子吃得不好，都沒變重」，雖然知道並不是要批評我，但感覺就像是在批評。

有很多人會對母親是如何照顧孩子、如何對待孩子、讓孩子穿什麼衣服等方面指手畫腳。以我為例，除了前面提到的紫菜飯捲店的阿姨之外，路過的阿姨或奶奶們也是這樣。當我抱著孩子走在路上時，他們會干預並說道：「孩子會熱／孩子會冷／孩子累了」，諷刺的是，有養育過孩子的女性，就愈是如此。這可能是**女性向女性強加作為母親義務性的佐證**。

丈夫請了育嬰假，我第一天上班時，總是有人會問到：「孩子呢？即使如此，還是媽媽照顧比較好吧。」這是一位男

同事說的話。當離開年幼的老二出去工作時，因為不能像老大那時一樣，一直陪在他身邊，難道我心裡舒服嗎？那位男同事會知道，我得過兩年的產後憂鬱症，以及這是為了修復夫妻關係所做的選擇嗎？用「即使如此」這種沒有反省的話，斷然否定了我的故事，他可能不知道給對方帶來了什麼樣的不快。

在「即使如此，媽媽應該～，或媽媽怎麼可以～」的表達中，找不到理解母親存在的態度，沒有人想知道母親做出該行為的原因。這不僅是一個關於媽媽的故事，像是「老師怎麼可以～，或即使如此，公務員應該～」這些詞中，可看出更多對社會地位和角色的侷限，而不是對個人的理解。被束縛的不僅是行為，還有情感，例如愛必須氾濫，恨不能存在、滿足是應該的，後悔是不可以的。

媽媽應該「感到」幸福。經歷了產後憂鬱，除了憂鬱之外，其他事也讓我很痛苦。聽到「只有媽媽幸福，孩子才會幸福」這句話，我覺得經歷憂鬱症的我，是一個不幸福的媽媽，是一個因為自己不幸福，連孩子都不幸福的媽媽。媽媽在沒有辦法的情感上也要積極。沒有人不想幸福，但我不是選擇了憂鬱，而是因為不幸福，因為不幸福的媽媽而受到的責備，我應該感到內疚。

《母親對孩子又愛又恨》（*The Monster Within*）一書的作者芭芭拉‧阿蒙德（Barbara Almond）說：「衝突是人類心理

的基礎，所以對同一個人既愛又恨，是一種非常正常的現象。但令人驚訝的是，**雙面情感的負面部分，在這個時代會帶來巨大的禁忌。**」如今，社會對成為好母親的期望變得非常嚴格，這讓母親們的雙面情感更加矛盾，同時也更不可能被社會所接受。同時，他還講述了女性因這種雙面感情所引起的不安和內疚，而遭受的痛苦。

在《後悔當媽媽》中，奧爾娜・多娜絲說道：「社會拼命試圖阻止她們的真實經歷，破壞母親的神話形象。很難承認成為母親也是一個令人後悔的事。」並透過用好母親和壞母親的二分法，將那些成為母親的人框在其中。它揭示了女性僅僅因為是母親，而被要求做些什麼。

甚至在產後憂鬱症的研究中，也有談到需要為了與孩子的互動和家庭的幸福而調整。產後憂鬱症是指患者的生活品質會影響親子互動（Mother-Child Interaction），對嬰兒的情緒、行為和認知發展產生負面影響，也會影響家庭功能，導致夫妻之間不和睦，甚至離婚，以及對丈夫的精神健康產生負面影響。因此，產後憂鬱症不僅會對產婦自身產生負面影響，還會對子女和配偶等整個家庭和社會，產生負面影響。所以，我們需要努力瞭解影響產後憂鬱症的因素，並進行適當的管理。

在這種情況下，**產婦被認為是需要管理產後憂鬱症的主體**，以免對自己、對子女、配偶、整個家庭，以及社會產生負

面影響。為了滿足或無法滿足社會對母性的義務性而感到痛苦，但經歷這種痛苦是個人的錯，戰勝它是個人的事。然而，產婦的情緒會影響孩子、配偶、整個家庭和社會，這可能意味著它們都是相互關聯的。那麼社會對我們的產後憂鬱症有什麼影響，還有什麼可以做的呢？

（4）社會和制度

根據健康保險審查評價院的資料顯示，二〇一四年因產後憂鬱症接受治療的女性，就有兩百六十一人，與有四萬多名產婦患有產後憂鬱症的估計值相比，這數字少得離譜。蒂娜‧卡西迪在《分娩：驚人的歷史》中對此表示，患有產後憂鬱症的產婦，因產後要集中精力育兒的物理制約，和難以公開憂鬱症的文化隔閡等原因，沒有得到適當的照料。這表明，無論是在產婦周圍，還是地方自治團體和政府層面，都有必要積極地在產後適當的時間，進行產後憂鬱感的檢查和管理。

二〇一〇年，國家政策研究入口網站發布的產後憂鬱症預防資料標題是──與家人一起戰勝產後憂鬱症。資料顯示，「患有產後憂鬱症的母親所生的孩子，可能會出現情緒或發育問題，而這些母親的孩子，極有可能發展出攻擊性人格和反應性依戀障礙。還可能導致，與不瞭解產後憂鬱症的丈夫及家人發生衝突。」

一起做做看

1. 賦予母性的義務性，即「如果（或因為）是媽媽，就應該這樣～」，你是否曾因這些話而感到心情沉重？

_____

_____

2. 因為是媽媽，有沒有因為不能感受而壓抑的感情，或是不能做而回避的想法？

_____

_____

3. 問自己，是不是因為有那樣的感情和想法，而不愛孩子，是個壞媽媽。

_____

_____

_____

這份資料沒有考慮到，作為當事者的產婦所遭受的心理痛苦、由此產生的副作用，以及產後的生活適應。在我經歷了產後憂鬱症，孩子的情緒看起來不是那麼穩定，每當他一直要找媽媽時，我就會自責地說：「是不是都是因為我得了產後憂鬱症？」說要和家人一起戰勝，但是孩子哭了家人就出去，孩子睡了才回來，要什麼時候，以及如何一起克服呢？家人是否也因為過度的工作而感到壓力，當回來幫助憂鬱的妻子，反而新增了心理負擔呢？

　　在《雖然不至於女權主義者》中寫道：「公司同事會有『有孩子就晚點下班吧』的暖心忠告，也許那就是社會生活，但是，我不想在這樣的世界裡養育孩子。為了宣揚作為父親的正確價值觀，不得不放棄與人之間的友誼。」作者的先見之明令人驚嘆。無法僅僅因為我的丈夫請了育嬰假，工作時間和組織文化就得到了改善。「為什麼要提早下班，孩子不是太太顧嗎？一起喝一杯再回去吧！」在這種關係文化中，拒絕這樣的邀請似乎有點無禮，因此丈夫很難對太太提供幫助。

　　接著是產後憂鬱症預防手冊中，預防憂鬱症的方法：

- 持續做簡單的伸展、瑜伽、散步等輕鬆的運動。
- 經常與丈夫聊聊即將出生的孩子→有助於產婦穩定情緒。
- 寫育兒日記→自然而然地接受為人父母這件事。

雖然我無意誹謗費心製作的資料，但我也勤於做產前瑜伽、時不時走路，以及經常和丈夫聊即將出生的孩子。育兒日記還準備了兩本，一本記錄哺乳期、睡眠期和排便狀況，另一本記錄孩子當天的狀態、我的角色和發生了什麼事。儘管如此，我還是患上了嚴重的產後憂鬱症，不知道該如何治療，於是我敲開了衛生所的大門，詢問了 Mom Cafe 和朋友們。這是我意識到政策提供的產後憂鬱症防治知識，與現實存在差距的部分。整個社會制度需要傾聽產後憂鬱症患者的心聲、瞭解他們的症狀，以及制訂政策，以提供幫助。

老二漸漸長大了，胖嘟嘟的臉頰和牙牙學語的聲音，也會隨著時間推移而消失，真的很可惜。但如果要生第三個，我擔心自己沒有體力獨自照顧到晚上，以及又得再次中斷資歷，一想到要重新積累資歷的難關，就很難草率地做出決定。

如果想享受育嬰假的福利，首先要進入能申辦育嬰假的工作崗位，那就得進公司當全職員工。但沒有全職員工的上班時間比孩子的上學時間晚，下班時間比補習班下課時間早。在諮商領域，為了獲得比現在更高級別的資格，加上實際工作經驗、接受督導、培訓、參與集體諮商等，就需要七百二十小時以上的正式培訓，而且還要寫論文。

僅接受督導一項，一次就需要至少四小時，包括撰寫諮商逐字稿和報告。像我這樣的媽媽，下班後要照顧孩子和哄睡，

直到十點多才能撰寫報告。工作效率和品質都不好，隔天的身體狀況也不是很好。完成培訓要求後，還得參加考試和面試，但即便如此，這過程也必須徵求家人的理解，以及爭取時間，整個過程都讓人心情沉重。即使不是媽媽，我也認為這是為了專業性，所有人都應該做的事，我已經做好了承受的準備，但聽說如果工作經歷有空白的話，有些學會會要求對此進行說明，這讓我又感受到了被剝奪感。

即使要延後獲取專業資格的計畫，我現在就已經開始擔心明年了。因為孩子現在待的日間托育中心，不收七歲半的孩子，所以必須送去幼稚園，但要看媽媽的運氣是好還是壞。另外，有些幼稚園沒有娃娃車，因此需要找一份，能讓我有時間開自己的車，接送孩子上學和放學的工作。如果孩子上補習班或參加各種體驗活動，消費就會增加。雖然小學課後照顧班也可以利用，但是競爭很激烈。在這中間，我有點擔心孩子會不會失望，因為我大部分的時間都用來累積資歷和工作、充實自己的專業性。人們似乎已經被這個時代的價值觀汙染了核心，在這個時代，必須在表現和行動中尋找自己存在的價值，而不僅是意識到存在。

松田青子的小說《可持續利用的靈魂》中，出現了一個有趣的故事。日本為了防止人類嚴重破壞環境，因此和各國代表祕密聚在一起抽籤，結果沒抽中好籤，成為需要被縮減的國

家。所以，日本處於整頓國家、減少人口的處境。

就算只剩下日本在世界上落後了，也把已婚女人的姓氏拿掉。為了要讓所謂的「妻子」名符其實，要把妻子一直做的工作或生活分開，並將其鎖在屋子裡。以分娩不是病為由，將分娩排除在保險範圍之外，為無痛分娩定下昂貴的價格，將生育的痛苦束縛在母愛的枷鎖中，捏造社會傳統觀念，讓女性感到內疚。育兒津貼按麻雀飼料支付，保育設施不充足。讓育兒者煩躁和厭惡，營造出對育兒沒有理解的社會。

這樣還生嗎？還打算生嗎？那我就讓你更難生了。

——松田青子，《可持續利用的靈魂》

我雖然被這冷嘲熱諷的批判逗笑了，但韓國的狀況也沒有太大的不同，同樣讓人感到苦澀。

要搬到離教育設施很近、道路和周邊都安全的地方，除了現在住的房子的全租保證金，還需要貸款數億韓元。即使夫妻倆工作了一整天，也很難償還，在這種情況下，也要關心孩子們的情緒。下班後喝咖啡、陪孩子們玩，還得做飯。晚上再喝杯咖啡熬夜加班，讀書讀到很晚才能上床睡覺，第二天卻又跟著早起的孩子們勉強睜開眼睛……。哇，我又感覺鬱悶了！對不起。

影響育兒和分娩的因素太多了，比如：育兒設施、育兒品質、安全、保障、女性經歷、工作時間、聚餐和加班文化，以及房價等。我想說，產後憂鬱症和育兒憂鬱症，從來都不是媽媽個人的問題。育兒品質和態度的積極改善，是有限度的，據說需要周圍人的關心和幫助、積極參與、透過教育提高認識、實際改變和政治參與，我們的經歷也應該更常被談論。努力奮鬥的一生，不該以抱怨結束，而是要以自然犧牲結束。

　　一個故事只是一個軼事，但當軼事聚集在一起時，某個瞬間就會成為數據。

——瑪雅・杜森貝里（Maya Dusenbery），

《醫生為什麼不相信女人的話》（*Doing Harm*）

一起做做看

1. 寫下育兒過程中，感受到的必要的制度和服務。

_____

_____

_____

_____

_____

_____

_____

2. 寫下育兒時，覺得需要的設施。

_____

_____

_____

_____

_____

_____

_____

接受「新的自己」

　　老大已經長很大了，老二也不是小嬰兒了，兩個人都到了可以吵架的年紀了，每次我聽他們吵架都覺得好氣又好笑，也忍不住提高了音量。孩子們九點半左右會去日間托育中心，四、五點才會回來，在此期間，我會與兼職講師進行諮商。我會學習、工作或閱讀到很晚，上床睡覺時，我會睡在兩個熟睡的孩子之間。我的睡眠品質不太好，但工作少的日子，就可以睡個午覺養精蓄銳；無法午睡的日子，我就喝杯咖啡提提神。

　　去接孩子回來時，會讓他們玩玩在社區的遊樂設施，看他們追來追去、一起玩、為了零食爭執，晚上則勤快地做晚飯，讓兩個人玩鬧或看電視。有時會親切地和他們玩，有時會訓斥，有時會撫摸睡著的孩子，做一個會遺憾、後悔一天的普通媽媽。

　　吵鬧的兩個孩子的聲音，不停地呼叫媽媽，也因為有他們一起說說話，我現在不那麼孤獨和無聊了。我們三個有一起笑得像姐妹、朋友一樣的時刻，還有手拉著手一起逛逛超市的時

刻，我也有像女超人一樣，一次抱起兩個哭泣孩子的時刻。

我的丈夫按照約定在生下老二不久後，就請了育嬰假。已有一年育兒經驗的丈夫，現在只要有聚餐就會打電話給我。晚上我們在一起的時候，會幫孩子們洗澡。我們每週輪流哄孩子睡覺，我四次，丈夫三次，所以我有時間聽課和寫寫東西。

我原本是那種無法理解遲到五或十分鐘的人，但現在有點理解了，無論我想把事情做得多好，總有一些事不如自己所想：我可能會遲到，儘管自己很想準時到達；我可能不能夠完成，即使自己已經努力了。我知道有些時候是我無法控制的，也知道有一個自己從未見過的世界，因此我努力成為一個眼界寬廣的人。

現在不再流淚嗎？沒有時間憂鬱嗎？當然，我到現在還是會哭、會很鬱悶。然而，接受苦難是生活的一部分，使我們變得更加超然和堅強。我們仍然與母性的義務性拔河，也許這會變成寫另一本書的理由。「要表現出更好的樣子，要成為榜樣」，但是每時每刻都會察覺到並放手，尋找自由的我。

我以為會在產後憂鬱症後，找回原來的自己，但是當了母親後，我就接受了成為媽媽後的我，這是一個以前從未見過的新我。不是找回迷失的自己，而是遇見了新的、成熟的自己。如果說，我以前認識的世界是原色或柔和色調的話，當媽媽後，就是所有顏色都降一個色階的世界。我不是說黑暗或單

調，而是當我興奮時，我是鮮黃色；當我生氣時，我是鮮紅色；當我幸福時，我不會像桃紅色那樣鮮明，也不會像淺粉色那樣隱晦。我知道所有的情緒很快就會過去，所以快樂伴隨著悲傷或恐懼而來，恐懼伴隨著希望而來。

我心裡稍微放空了自己，放空了多少，責任也就建立了多少。有了那個重量，我的胸膛和心臟似乎變得更深、更大了。但在那顆擴大的心中，愛也佔據了它的位置。我從沒想過我可以像這樣愛一個人，而且自己每天都在這樣做。就在寫這篇文章的時候，我的孩子醒來找我，我飛快地跑過去拍拍他，他就又睡著了。「媽媽在這裡，在這裡……」，我會這樣說，好讓孩子放心。

我仍然感受得到我所表達的愛，也用新感受到的愛和新的句子，來填補被中斷的時間。我比以往任何時候都更愛自己，比以往任何時候都更加努力地工作。有了這種不斷增長的愛，就能戰勝伴隨幸福而來的悲傷和恐懼，並將其轉化為希望和力量。我專注於現在，努力生活著。

NOTE

一起蛻變成健康、
成熟的母親

　　你既不是軟弱的母親，也不是貧窮的母親。這並不奇怪，也並不孤單。有些人正在經歷這一切，只是還沒有浮出水面，這就是我現在寫這篇文章的原因。

　　我以為自己已經哭夠了，但是在寫這篇文章時，還是流了許多眼淚。我認為會有人在等待著瞭解，那些我無法向任何人傾訴的故事，所以我決定寫一本書來幫助與產後憂鬱症抗爭的人。我寫了，但似乎是為了治癒自己。所以，因為你在讀這本書，我也得到了幫助。即使看起來沒有任何幫助，但你的存在，本身就是對某人的巨大幫助。即使和我一樣經歷的人有時看起來不太好，但就那樣堅持下去，也非常好。

　　孩子看起來似乎沒有在成長，但其實他正一點一點地長大，就好像產後憂鬱症在這段時間不會馬上痊癒，但每天一點一點地變好，一定會好起來的。

　　女人在生孩子時經歷了陣痛，而產後憂鬱症只是再經歷

一次更強烈的「**心理陣痛**」罷了，如此我們才能蛻變成一個更健康、成熟、堅強的母親，這也是我現在可以寫出這本書的原因。

〈給寶貝女兒〉

要幾歲時，你才能閱讀這本書，
並理解內容呢？
寫這本書的時候很擔心你。
不知道你將來讀了之後，會不會感到痛苦？
你痛苦，媽媽也會覺得心痛。

托你的福而得到的那些幸福和歡笑的紀錄，
這裡沒有多加著墨。
如果要在省略的字裡行間，尋找並感受那份愛，
那就太勉強了。
希望媽媽在旁邊給予的愛，能傳遞給你，
並成為你的信念。

請記住。
不是因為有你，我才得了產後憂鬱，

而是因為有你，我才能戰勝產後憂鬱，活了下來。

多虧了你，媽媽才對生活有了這麼多的體悟和應用。

還記得媽媽常說的話吧？

我們睡前讀的那本書名。

我愛你，直到永遠。

NOTE

國家圖書館出版品預行編目 (CIP) 資料

走過「心理陣痛」，一個心理師的產後憂鬱告白：我是
媽媽，但我也還想當自己／梁禎殷作；蕭瑋婷譯. -- 初
版 -- 新北市：好的文化，2023.05

256 面；14.8×21 公分. -- （幸福人生；29）

ISBN 978-626-7026-32-8（平裝）

1. CST：產後憂鬱症

417.383   112002374

幸福人生 029

走過「心理陣痛」，一個心理師的產後憂鬱告白

我是媽媽，但我也還想當自己

作　　者／梁禎殷
譯　　者／蕭瑋婷
社　　長／陳純純
總 編 輯／鄭　潔
副總編輯／張愛玲
主　　編／林宥彤

封面設計／陳姿妤
內文排版／顏麟驊

整合行銷經理／陳彥吟
業務負責人／何慶輝（pollyho@elitebook.tw）

出版發行／出色文化出版事業群‧好的文化
電話／02-8914-6405
傳真／02-2910-7127
劃撥／50197591
劃撥戶名／好優文化出版有限公司
電子郵件信箱／good@elitebook.tw
出色文化臉書／www.facebook.com/goodpublish
地址／台灣新北市新店區寶興路 45 巷 6 弄 5 號 6 樓

法律顧問／六合法律事務所　李佩昌律師
印製／鴻友印前數位整合股份有限公司

書號／幸福人生 029
ISBN／978-626-7026-32-8
初版／2023 年 5 月
定價／380 元

저 산후 우울증인 것 같아요:
좋은 엄마를 꿈꾸던 어느 심리 상담사의 산후 우울 극복기
Copyright © 2022 by Yang Jeong-eun
All rights reserved.
Original Korean edition published by Slodymediagroup.
Chinese (complex) Translation rights arranged with Slodymediagroup.
Chinese (complex) Translation Copyright © 2023 by Good Publishing Co.
through M.J. Agency, in Taipei.

※ 本書如有缺頁、污損、裝訂錯誤，請寄回本公司調換
※ 本書僅代表作者言論，不代表本公司立場
※ 版權所有，非經授權同意不得轉載

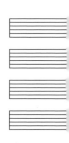

廣 告 回 信
板 橋 郵 局 登 記 證
板橋廣字第891號
免 貼 郵 票

23145
新北市新店區寶興路45巷6弄5號6樓
好優文化出版有限公司
讀者服務部　收

請沿線對折寄回，謝謝。

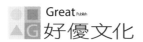

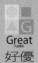

讀者基本資料

走過「心理陣痛」，一個心理師的產後憂鬱告白

姓名：＿＿＿＿＿＿＿＿＿ □ 女 □ 男　年齡＿＿＿＿＿＿＿＿＿

地址：＿＿＿＿＿＿＿＿＿＿＿＿＿＿＿＿＿＿＿＿＿＿＿

電話：O:＿＿＿＿＿＿ H:＿＿＿＿＿ 手機:＿＿＿＿＿＿＿

E-MAIL：＿＿＿＿＿＿＿＿＿＿＿＿＿＿＿＿＿＿＿＿

學歷 □ 國中(含以下) □ 高中職 □ 大專 □ 研究所以上

職業 □ 生產/製造 □ 金融/商業 □ 傳播/廣告 □ 軍警/公務員 □ 教育/文化
　　 □ 旅遊/運輸 □ 醫療/保健 □ 仲介/服務 □ 學生 □ 自由/家管 □ 其他

◆ 您從何處知道此書？

□ 書店 □ 書訊 □ 書評 □ 報紙 □ 廣播 □ 電視 □ 網路 □ 廣告DM
□ 親友介紹 □ 其他

◆ 您以何種方式購買本書？

□ 實體書店，＿＿＿＿＿＿＿＿書店 □ 網路書店，＿＿＿＿＿＿＿書店
□ 其他＿＿＿＿＿＿＿

◆ 您的閱讀習慣(可複選)

□ 商業 □ 兩性 □ 親子 □ 文學 □ 心靈養生 □ 社會科學 □ 自然科學
□ 語言學習 □ 歷史 □ 傳記 □ 宗教哲學 □ 百科 □ 藝術 □ 休閒生活
□ 電腦資訊 □ 偶像藝人 □ 小說 □ 其他

◆ 您購買本書的原因(可複選)

□ 內容吸引人 □ 主題特別 □ 促銷活動 □ 作者名氣 □ 親友介紹
□ 書名 □ 封面設計 □ 整體包裝 □ 贈品
□ 網路介紹，網站名稱＿＿＿＿＿＿＿＿＿＿ □ 其他＿＿＿＿＿＿＿＿

◆ 您對本書的評價(1.非常滿意 2.滿意 3.尚可 4.待改進)

　書名＿＿＿ 封面設計＿＿＿ 版面編排＿＿＿ 印刷＿＿＿ 內容＿＿＿
　整體評價＿＿＿

◆ 給予我們的建議：＿＿＿＿＿＿＿＿＿＿＿＿＿＿＿＿＿＿＿

※ 凡填妥讀者基本資料並郵寄或回傳真出版社，就可收到出版社定期提供之新書書訊 (by e-mail)

請投遞郵簡寄回或傳真至：02-2910-7127，謝謝您的支持！